Liver disease

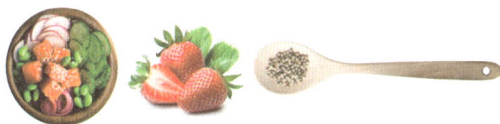

吃对食物，轻松
调理肝病

陈治锟 / 主编

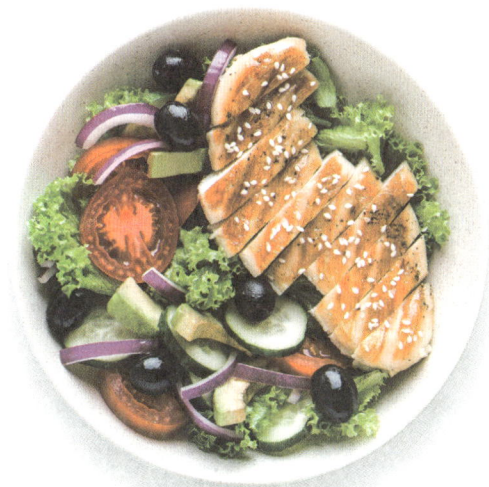

黑龙江科学技术出版社
HEILONGJIANG SCIENCE AND TECHNOLOGY PRESS

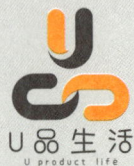

图书在版编目（CIP）数据

吃对食物，轻松调理肝病 / 陈治锟主编 . -- 哈尔滨：黑龙江科学技术出版社，2021.10
ISBN 978-7-5719-1091-4

Ⅰ.①吃… Ⅱ.①陈… Ⅲ.①肝疾病 – 食物疗法
Ⅳ.① R247.1

中国版本图书馆 CIP 数据核字 (2021) 第 182474 号

吃对食物，轻松调理肝病
CHI DUI SHIWU,
QINGSONG TIAOLI GANBING

主　　编	陈治锟	
策划编辑		深圳·弘艺文化
封面设计		Hongyi Culture
责任编辑	王化丽	
出　　版	黑龙江科学技术出版社	
地　　址	哈尔滨市南岗区公安街 70-2 号	
邮　　编	150007	
电　　话	（0451）53642106	
传　　真	（0451）53642143	
网　　址	www.lkcbs.cn	
发　　行	全国新华书店	
印　　刷	哈尔滨市石桥印务有限公司	
开　　本	710mm×1000mm　1/16	
印　　张	13	
字　　数	200 千字	
版　　次	2021 年 10 月第 1 版	
印　　次	2021 年 10 月第 1 次印刷	
书　　号	ISBN 978-7-5719-1091-4	
定　　价	39.80 元	

目 录
CONTENTS

PART 01　了解肝脏，正确调养

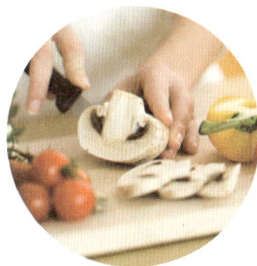

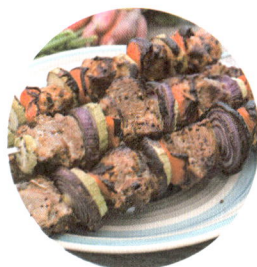

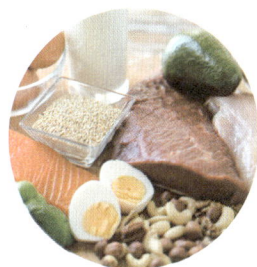

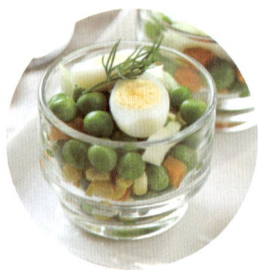

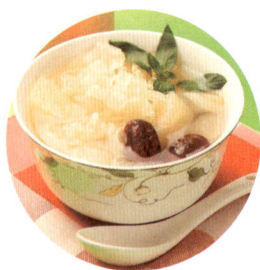

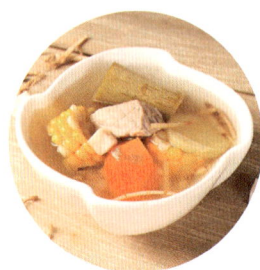

PART 02 常吃 48 种"养"肝食物

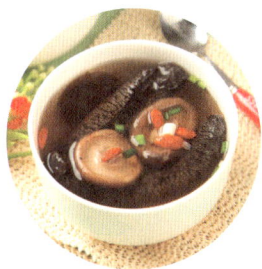

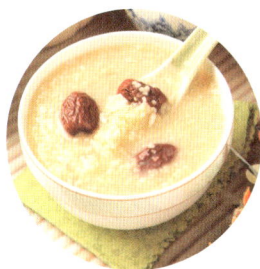

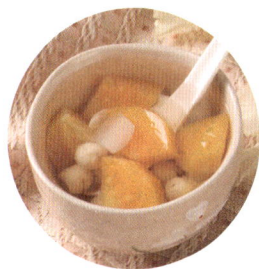

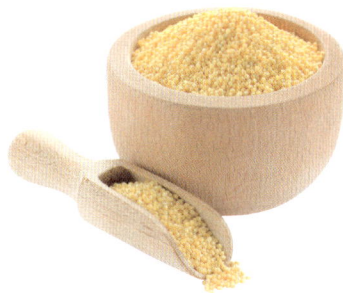

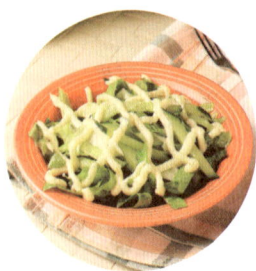

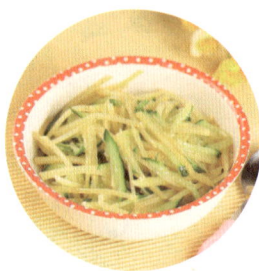

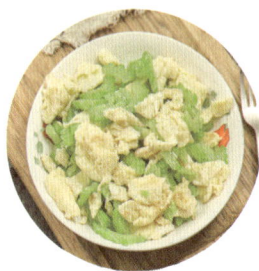

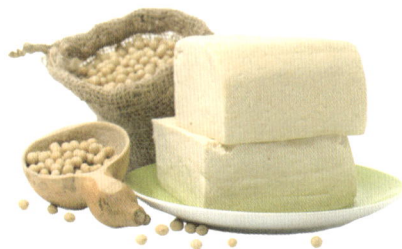

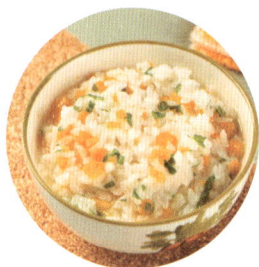

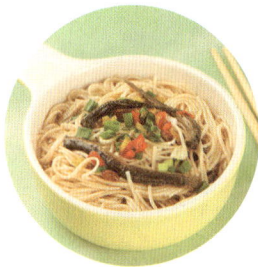

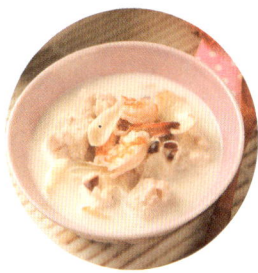

PART 03 慎吃 60 种 "伤" 肝食物

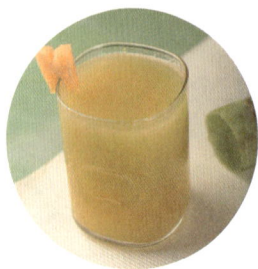

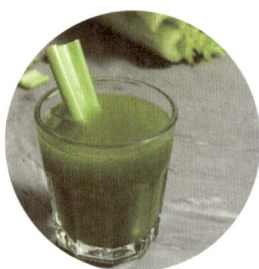

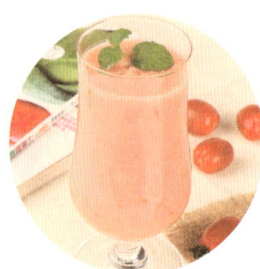

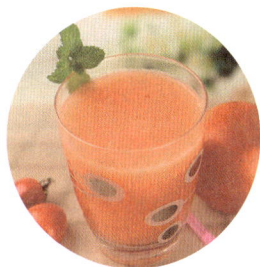

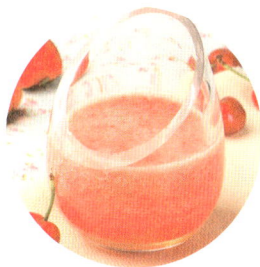

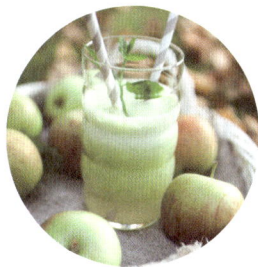

PART 04 14 种常见肝病饮食调养方案

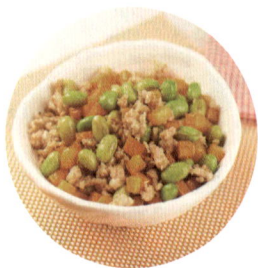

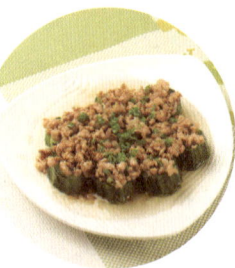

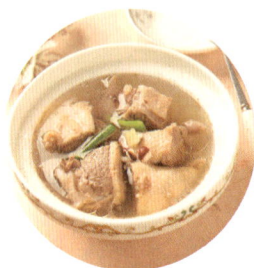

PART 05 肝病患者日常保健指南

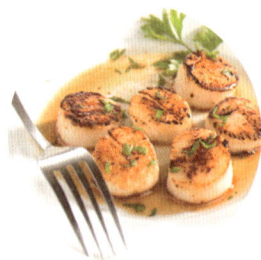

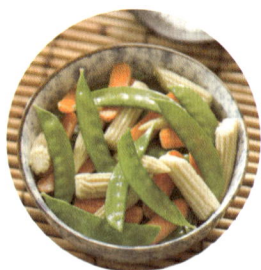

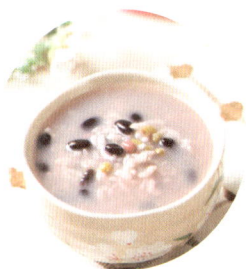
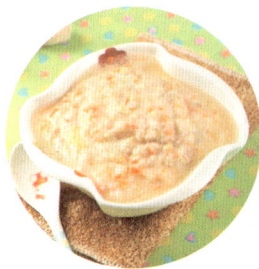
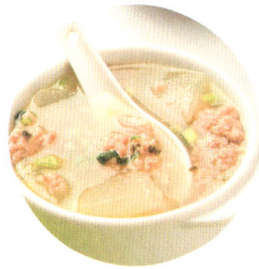

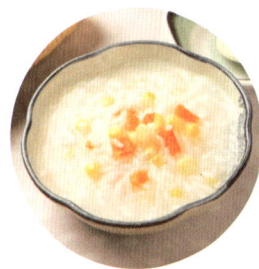
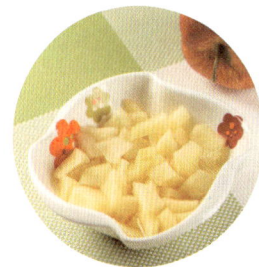
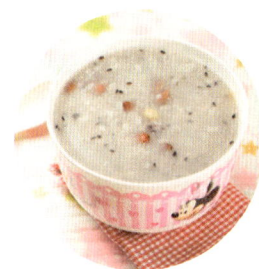

PART 01
了解肝脏，正确调养

尽管肝病很常见，但是也易被人忽视，究竟哪些
因素可能导致肝病的发生？肝脏出现问题后会有
哪些症状？在饮食疗法中，肝病患者又有
哪些宜与忌？诸如此类的问题，都会
在接下来的内容当中一一作答。

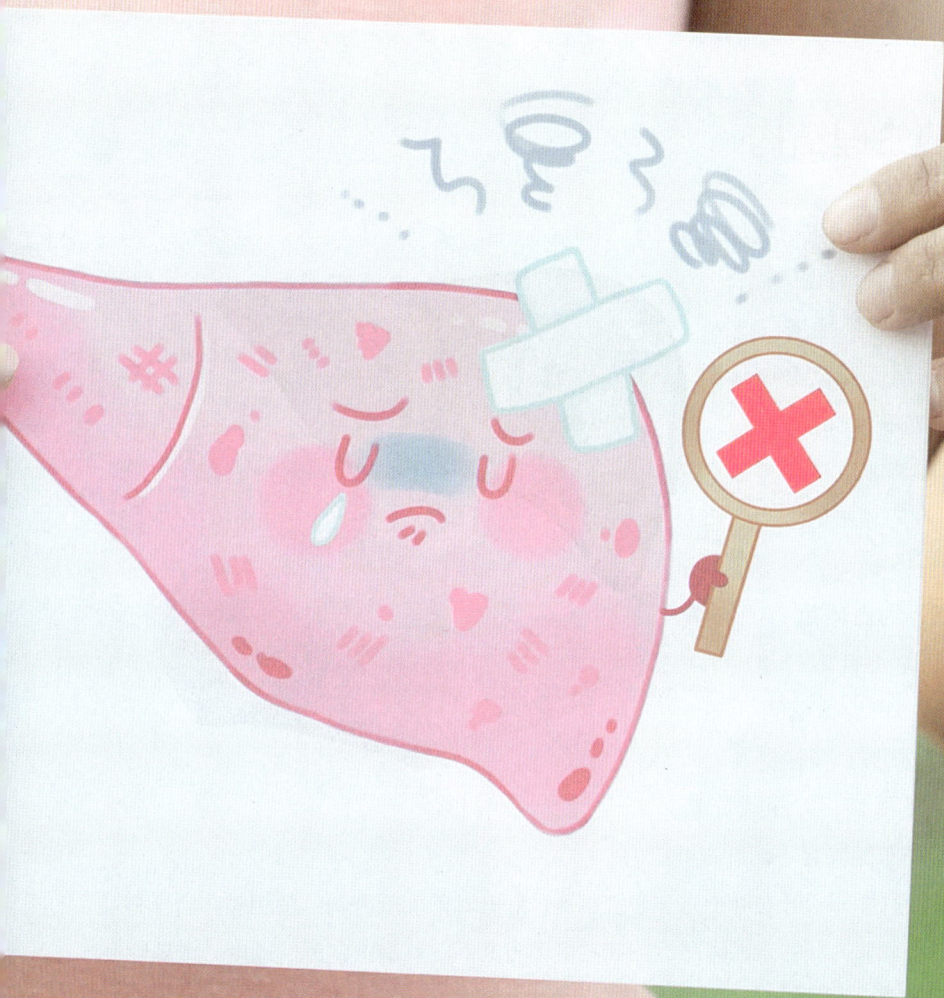

一、认识我们的肝脏

了解肝脏和肝病，明确肝病的致病原因和症状，并根据身体表现自测肝脏的健康状况，最终都是为了在生活中更好地保护我们的肝脏，让养肝成为一种生活习惯。

1.肝脏的生理结构

肝脏是身体内以代谢功能为主的一个器官，在体内起着去氧化、储存肝糖、促进分泌性蛋白质的合成等作用。正常肝脏体积约为：左右径25厘米×前后径15厘米×上下径6厘米。一般成年男性的肝平均重1342克，女性1234克，约占体重的2%。胎儿和新生儿的肝相较于成人，占自身体重的比重要大，约为5%。肝脏是人体内脏中最大的器官，"深藏"于右腹腔深部，在右侧膈之下。肝右叶上方与右胸膜和右肺底相邻；肝左叶上方与心脏相连；肝右叶前面部分与结肠相邻，后叶与右肾上腺和右肾相邻。肝的上面隆凸，约在右侧第五肋间，肝有一定的活动度，能随呼吸运动而上下移动。膈面借镰状韧带将肝脏分为左右两部分，即左叶和右叶，右叶大而厚，左叶小而薄。肝的下面凹凸不平，称为脏面，朝向后下方，与腹腔器官相邻。肝是实质性器官，且体积大，质软而脆，容易受伤破裂。

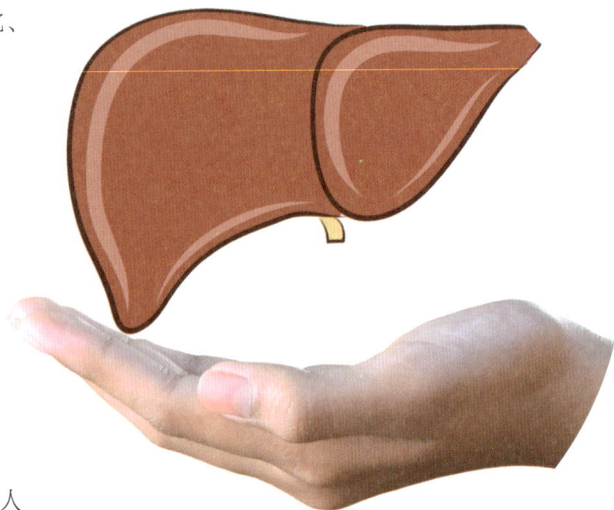

2.肝脏的生理功能

中医认为"肝主藏血、疏泄、排毒"，这在西医理论中也是成立的，如肝脏的储血、调节循环血量这一功能，就是中医所说的"肝主藏血"。下面来介绍肝脏的几大生理功能。

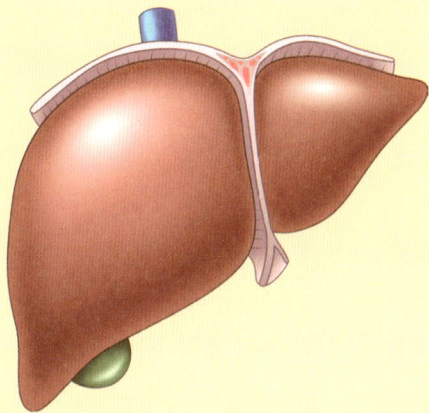

排毒功能：有毒物质（包括药物）绝大部分在被肝脏处理后变得无毒或低毒。在肝病晚期，肝脏的解毒功能减弱，体内有毒物质就会堆积，这不仅会加重肝脏的受损，还会损伤其他器官。

分泌胆汁的功能：肝分泌胆汁的功能与中医理论中"肝主疏泄"的原理有相通之处。肝细胞生成胆汁，由肝内和肝外胆管运送并储存在胆囊，进食时胆囊会自动收缩，通过胆囊管和胆总管把胆汁排到小肠，以保持正常的消化、吸收功能。如肝失疏泄，影响脾胃的升降和胆汁的分泌、排泄，就会出现食欲不振、消化不良、腹胀、腹泻等消化功能异常的症状，中医称为"肝胃不和"或"肝脾不调"。

代谢功能：肝脏的代谢功能包括分解代谢、合成代谢和能量代谢三种。人体每天摄入的各种营养物质在胃肠内进行初步消化吸收后被送到肝脏，通过肝脏进一步分解，如脂肪被分解为脂肪酸，蛋白质被分解为氨基酸等。分解后的物质又会在肝脏内合成为人体所需要的蛋白质、脂肪和一些特殊的糖类，进而转化为能量。

再生功能： 肝脏的再生功能实际上是一种代偿性增生能力，是肝脏对受到损伤的细胞修复和代偿反应。肝脏有强大的再生功能，切除70%~80%肝脏的动物，经过4~8周时间的修复，剩余的肝脏就能再生至原来的重量。

储血、调节循环血量的功能： 肝脏具有储血、调节循环血量的功能，可以说，肝脏是人体的血库，这些藏血一部分用于滋养其他脏腑，一部分用于维持人体的生理功能。

3.肝病主要有哪些类型

肝脏是人体维持生命活动的一个必不可少的重要器官，肝脏发生病变对生命的威胁是巨大的。在日常生活中，肝病有很多种，按照发病概率，可以划分为病毒性肝病和非病毒性肝病两种。

病毒性肝病，指由不同种类的肝炎病毒引起的以肝脏病变为主的传染病。日常生活中，最常见的是甲、乙、丙、丁、戊型病毒性肝炎。病毒性肝病具有传染性，有传染面广、传染源复杂的特点，尤其是乙肝病毒的感染率非常高，仅中国境内乙肝病毒的感染率在病毒性肝炎中就高达50%以上，而乙肝病毒表面抗原携带率也接近10%。每年因肝病死亡的人中，绝大部分是因为肝炎病毒的感染而导致的。

非病毒性肝病，是指包括免疫、遗传、代谢等多种病因所导致的肝脏疾病，常见的有：因长期大量饮酒（嗜酒）所致的肝脏损伤性疾病——酒精性肝病，如酒精肝；由化学毒物（如磷、砷、四氯化碳等）、药物或生物毒素所引起的肝炎或肝脏病变——药物或毒物性肝炎，最常见的为中毒性肝炎；由于体内对某种物质新陈代谢不良所导致的肝病——新陈代谢异常性肝病；由各种原因引起的肝细胞内脂肪堆积过多的病变——脂肪性肝病，如脂肪肝。导致肝细胞的脂肪含量增加的原因包括酗酒、糖尿病、胆固醇过高、体重过重等。

4.什么原因会导致肝病

　　肝病的发生不仅仅是某一方面的原因造成的，它是多种因素累积并逐渐发生变化的结果，尤其是不良的生活习惯，会加重肝脏的代谢负担，让肝脏受损，导致病变发生。

饮酒过量： 酒精是肝脏的最大天敌，过量饮酒会增加肝脏疏泄毒素的工作量。经研究发现，肝脏损害的程度与摄入的酒精量成正比，酒精摄入量越多对肝脏的损害越大，常见于酒精性肝硬化。

不良的饮食习惯： 饮食不卫生或者饮食不规律，饥一顿饱一顿，都会影响身体抵抗力和肝的功能。

长期熬夜： 凌晨1点到3点是养肝血的最佳时间。此时人体进入深度睡眠，对肝脏的养护作用最强。所以，成人应该在23点前睡觉，以保证睡眠质量。否则，就会引起肝血不足，使肝脏受损。

部分全身性传染病可侵犯肝脏： 如细菌性传染病中的伤寒、EB病毒等，都可能引起血清转氨酶升高或其他肝功能异常。

过度劳累： 繁重的体力劳动与脑力劳动，都会使人体长期处于超负荷状态，导致人体抵抗力下降而诱发肝脏病变。

不注意个人习惯和卫生： 与他人共用食具、修面用具、牙刷、盥洗用具等，都会给病毒的产生和传播创造机会。

滥用损害肝脏的药物： 有些患者不遵医嘱，盲目服用药物，导致肝脏受损，此类药物包括红霉素、四环素、利福平、甲基多巴、磺胺类、甲氨蝶呤、胺碘酮、糖皮质激素等。

经常接触有毒物质： 因日常工作或活动需要，经常接触黄磷、砷、铅、苯、四氯化碳、氯仿等有毒物质，都可能造成肝脏损伤。

5.肝脏报警的各种信号

肝功能衰退或者肝脏病变会出现各种信号，如果不及时发现并治疗就会延误病情。当出现以下情况中的一点或者几点时，就应当引起注意，及时去医院检查是否患有肝脏疾病。

食欲减退，恶心厌油： 肝脏的主要功能之一就是分泌胆汁，而胆汁中的胆盐对脂肪的吸收消化起着重要作用。一旦肝脏受到损害，影响到分泌胆汁的功能，就会引起食欲不振、恶心厌油等症状。

面色晦暗： 患病情况下的面色晦暗不同于太阳晒黑的面色，它主要以暗淡而无光泽度且伴有严重的黑眼圈为主，这有可能为慢性乙肝的早期症状。

肝区不适： 在所有的肝病症状中，肝区不适较有特异性，大多是由肝病引起的。肝区不适往往与肝肿大压迫肝包膜有密切的关系，主要表现为：右上腹或右背部疼痛，且疼痛程度不一，会有胀痛、钝痛或针刺样痛感，活动时加剧，且时间不一，左侧卧位时疼痛减轻。

出现肝掌、蜘蛛痣： 在大拇指和小指根部的大小鱼际处皮肤上出现了片状充血，或是红色斑点、斑块，加压后变成苍白色，就是常说的肝掌，这是慢性肝炎、肝硬化的重要标志。肉眼可见痣体周围的毛细血管扩张，呈放射状排列，这样的痣就是常说的蜘蛛痣。一般来说，蜘蛛痣是肝脏功能衰竭的警示灯。肝掌、蜘蛛痣都会随着肝功能的强弱而发生变化。

出血倾向： 如肝功能减退，会使凝血因子合成减少，从而出现出血现象，如牙龈出血、胃肠道出血、痔疮出血等，且出血时难以止住。

发热： 发热也是肝病典型的早期症状，尤其是急性黄疸型患者早期常有发热的现象，体温多在37.5~38.5℃，高热者少见，一般持续3~5天。

眼睛、皮肤变黄： 白眼球和皮肤变黄的现象也叫黄疸，是肝炎中最易被发现的病变。形成黄疸时皮肤和黏膜就会呈现黄色，最明显的是眼白（白眼球）和皮肤变黄。

尿黄如茶： 肝炎病毒会导致肝细胞被破坏，从而影响胆红素的代谢，使胆红素进入血液增多，经尿液排出体外较平时增加，故尿色加深。尿的颜色越黄，说明肝细胞破坏越重，随着病情的好转，尿色也会逐渐恢复正常。

疲乏无力： 肝病早期往往容易出现四肢无力、精神不足等症状。这是由于肝炎患者食欲不振，消化吸收功能出现障碍，从而导致人体能量摄入不足所致。此外，病毒破坏肝细胞，使得肝脏制造和储存的糖原减少，也会出现此类症状。

如果人体出现了以上某些症状，就说明肝给人体发出了预警信号，这时候就应该引起重视，及早就医，做好防治工作。

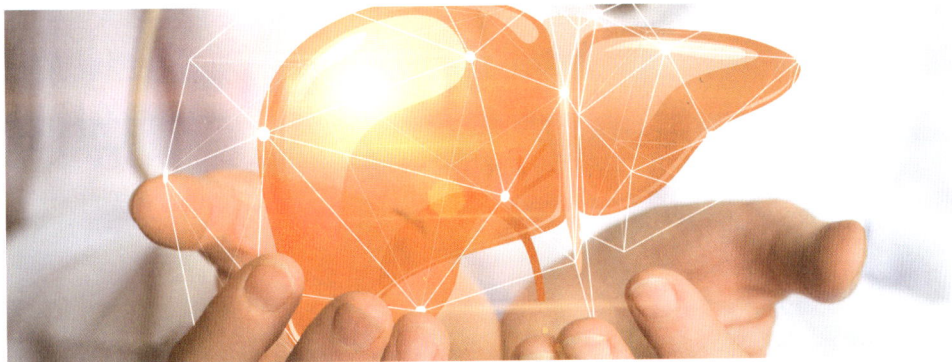

6.肝病自测

当人体内的某个器官出现了问题，身体上常常会有一些比较明显的改变，因此我们可以通过体表或身体的不良反应，了解肝脏的健康情况。在日常生活中，怎样自我判断肝脏是否受损了呢？不妨看看下面几点表现。

· 突然出现食欲不振、厌油、呕吐、泄泻、腹胀或便秘等消化道症状。

· 右肋部伴有隐痛、胀痛、刺痛或灼热感。

· 右侧颈静脉怒张。

· 巩膜和皮肤发黄。

· 小便呈浓茶色。

· 手掌表面呈金黄色，特别是大、小鱼际部分和指端掌面的皮肤充血性发红，整个掌面有暗红色或紫色斑点。

· 面色黑且缺少光泽和生气。

· 两手无名指第二指关节掌面时常会伴有明显的压痛感。

· 无明显诱因而突然感到神疲力乏、精神倦怠、腰膝酸软等。

· 下肢明显水肿，甚至全身水肿。

· 轻轻按压两耳郭相应的肝点区，有节状隆起，且疼痛较其他部位明显。

· 全身皮肤表面可见散在性的四周有脚（红丝）的红点，用一带尖的物体轻轻按压红点中心时，四周的红丝可消失，停止按压后红丝又出现。

· 触及肝脏表面可感觉到不平整、结节感，压痛明显。

· 腹部有膨胀感，腹壁上青筋暴露明显，腹壁静脉曲张。

如果有以上症状，肝脏可能出了问题，要引起重视，及时寻医就诊。当然，对肝病的最后诊断还要依赖医院的理化检查。

7.日常生活中如何保护肝脏

　　肝病的形成和日常生活中不良的生活习惯有着密切的关系。除去遗传和传染因素，大多数的肝脏疾病都是"熬"出来的。工作和学习压力过大，常常使人精神疲劳，加上缺少睡眠，长此以往，肝脏就会受到损害。一般而言，最好的养肝方法就是遵从良好的生活习惯及积极进行预防。

日常养肝建议：

　　（1）**作息规律，保证充足睡眠**。中医学认为，一天之中人的睡眠有两个时间段最重要，一是午时，即上午11点到下午1点；二是子时，即晚上11点到凌晨1点。这4个小时是骨髓造血的时间，在此时段流经肝脏的血液最多，有利于肝功能的修复。如经常过度劳累、熬夜，会导致人体的免疫力变差，病毒侵入体内，容易感染肝病。

　　（2）**定期体检，注射疫苗**。体检可以让我们知道自己的身体状况。如果肝功能正常，最好注射传染性肝病疫苗，注射疫苗期间也要做一次肝功能五项检查，疫苗注射完毕后要检查是否有抗体。肝脏的相关检查有肝脏功能、乙肝系列、丙肝抗体、肝脏的B超、甲胎蛋白等项目，如果有必要可做CT、核磁共振等检查。

　　（3）**了解肝病的传播途径**。如果能对肝病的传播途径有所了解，那么就可以更加有针对性地进行预防，从而提高预防效果。临床上肝病的传播途径主要包括血液传播、医源性传播、性生活传播、生活密切接触传播及母婴传播等。

　　（4）**避免滥用伤肝药品**。患者平时要注意提高自身免疫力，以减少疾病的发生，切勿滥用药品，因为任何药物都可能加重肝脏的负担。如果生活中不幸感染了肝病，要立即去医院检查并积极配合治疗，在医生的指导下用药。另外，肝病患者用药期间一定要实时向医生反映自己的身体状况。

　　（5）**养成良好的卫生习惯**。尽量不用别人的牙刷、毛巾、茶杯和碗筷等，养成饭前、便后、出入公共场所（公交车、医院、超市等）后洗手的卫生习惯。此外，还要注意饮食卫生，不喝生水，也不要生食海鲜，因为蛤、蚝以及贝类等易受到肝炎病毒感染。

　　（6）**远离易感染场所**。洗浴、修脚、纹眉等均可传染乙肝，不正规的医疗诊所的针剂、器皿、器械没有经过严格消毒，亦容易感染乙肝病毒。

二、重视食疗，轻松养肝

生活中，我们对肝脏的养护，不仅要注意规律作息，饮食方面也不容忽视。多吃一些有助于养肝护肝的食物，对于维护肝脏健康非常有益。

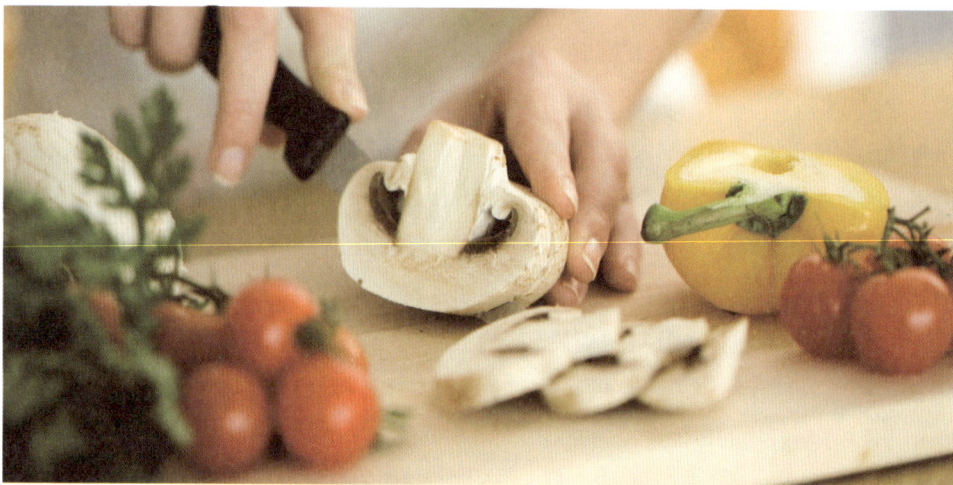

1.肝病患者食疗的重要性

民以食为天，食物是人体生命活动的物质基础，食疗是人体自我调养的最基本、最简单的途径。食物同中药一样，也具有"咸、酸、苦、甘、辛"五味和"寒、热、温、平"四气。因此，食物不单是维持人体生长发育和健康所需的营养物质，还具有治病、防病的功能。

饮食疗法是以食物或食物与中药配膳供患者食用，以达到治病和防病目的的一种治疗方法。饮食疗法对养肝护肝也十分有益。首先，通过饮食疗法可为肝病患者提供病情恢复所需的各种营养物质；其次，有些食物和中药一样具有一定的药理作用，有良好的养肝、护肝以及治疗作用；再者，饮食疗法取材简单，方便采用，效果较好，无明显不良反应，集营养与药疗的优点于一体。食疗可改善人体各器官组织的功能，对人体的某些器官有一定的保健作用，或养肝，或养肾，或养胃等。饮食疗法虽不如大多数中药和西药疗效快，但它在我国有着悠久的历史，已积累了许多宝贵的经验。它不仅有治病防病的作用，还可以在色香味俱全的基础上，做到营养丰富，使人胃口大开，老人、小孩和不愿长期服药的慢性肝病患者都易于接受。

生活中，因饮食不当而造成肝炎复发或病情加重甚至危及生命的例子比比皆是。例如，因饮酒甚至酗酒发生爆发性肝炎而亡命；晚期肝硬化患者因大鱼大肉、饮食过量诱发肝昏迷；急性肝炎或慢性肝炎活动期滥用滋补药膳（如人参、鹿茸等）而使肝功能受损或血清转氨酶居高不降；肝炎恢复期患者因饮食无度而引发脂肪肝等。但也有很多的肝病患者通过饮食调理，既补充了自身缺乏的营养，又协助药物治疗逐渐恢复健康，达到事半功倍的效果。因此，肝病患者除了做必要的临床治疗之外，还要重视食疗。肝病患者如果长期食用单调的食物、偏食、挑食、忌食，或过多地吃滋补药品，都会导致某些营养物质的摄入不足，加重病情。所以，为了提高肝病患者的抵抗力，快速恢复健康，需要适当调整膳食，注重食材的疗养功效。

总之，肝病的饮食调理很重要，如饮食得当，就能促进肝病患者病情的好转；如饮食不当，不但不利于肝病的恢复，反而会使病情加重，严重者甚至会危及生命。

2.掌握平衡膳食金字塔，轻松养肝

平衡膳食金字塔又叫"食物指南金字塔""均衡饮食宝塔"等，是人为制造出的像金字塔形状的应对人体生理特征的黄金三角。平衡膳食金字塔可以指导肝病患者合理搭配膳食，避免错误饮食。

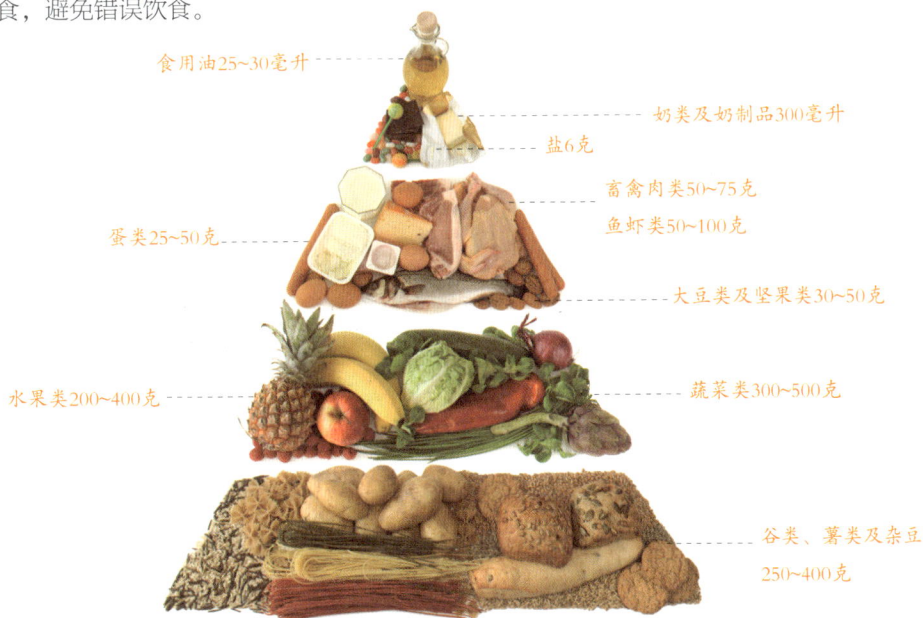

食用油25~30毫升
奶类及奶制品300毫升
盐6克
畜禽肉类50~75克
鱼虾类50~100克
蛋类25~50克
大豆类及坚果类30~50克
水果类200~400克
蔬菜类300~500克
谷类、薯类及杂豆250~400克

根据各类食物的营养构成合理安排饮食是均衡饮食的关键。人体所需的营养和饮食供给之间要建立平衡的关系，就要满足六个要求：足够的热量、适量的蛋白质、充分的无机盐、丰富的维生素、适量的膳食纤维和充足的水分。

这座平衡膳食金字塔的底部是人们所需的最基本的营养食物，即以谷物类粮食及其加工品为主的主食（面粉、米粉、大米、面包等），人体需要从中获取糖类。每人每天要从这一部分食材中摄取的膳食总热量为60%～75%。金字塔底部还提供了人体代谢所需的基础物质——水。

往上一层则是水果、蔬菜类食物，主要供给人体所需的维生素、膳食纤维和矿物质。

再往上一层是蛋类、鱼虾类、畜禽肉类、大豆类和坚果，主要供给人体必需的优质蛋白质、脂类及部分矿物质、维生素。

再往上一层是奶类及奶制品，主要供给人体所需的蛋白质、钙、脂类等。

金字塔顶端为食用油及调料等。

平衡膳食金字塔的膳食结构，被认为是最科学的现代化食品营养构成系统。在金字塔中，大大降低了脂肪、糖、油在每日膳食中的比重，增加了蛋白质、维生素、膳食纤维的比重，让大家明确地了解到谷物类、蔬菜、水果才是合理饮食的主体。

在日常生活中，要养护肝脏，就要遵循均衡饮食的原则，按照平衡膳食金字塔的结构，合理安排饮食，从而预防各种疾病的发生。

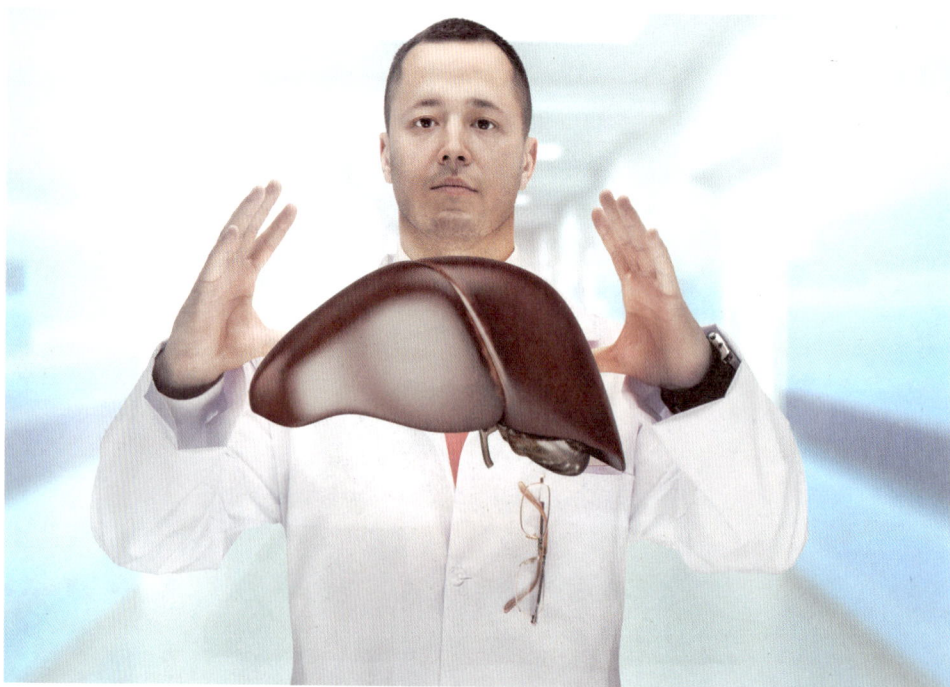

3.肝病患者饮食禁忌

在日常生活中，肝病患者可以通过控制饮食来改善和缓解病情。有些肝病患者可能懂得饮食上的一些限制，但在具体的禁忌食物上并没有合理的认知，也会出现由于未注意饮食禁忌而导致病情恶化或复发的情况。肝病患者的饮食禁忌主要有以下几点：

（1）**忌生冷食物**。肝病患者大多脾胃较虚弱，生冷食物会引起胃肠道不适。故肝病患者应忌食生冷的食物，如冰激凌、冷饮等。

（2）**忌过多高蛋白饮食**。正常情况下体内多余的氨由肝脏转化为其他物质进行清除，不会对人体产生危害。一旦肝脏受损，失去了对氨的清除能力，体内的氨就会逐渐蓄积，达到一定程度时便出现氨中毒症状，其最直观的表现便是肝昏迷。人体内氨的来源包括人体本身的蛋白质分解代谢和肠道对氨的吸收，摄入的蛋白质越多肠道中的氨也就越多。过多食用高蛋白饮食可能导致这种不良后果的产生。病情严重的肝炎患者，其消化吸收功能明显降低，如果吃太多豆制品、蛋、瘦肉等高蛋白食物，还会引起消化不良和腹胀等症状。

（3）**忌辛辣食物**。辛辣、刺激食物会刺激胃黏膜，使胃酸分泌增加，从而加重肝脏负担，严重时还会诱发消化道出血，所以应少食辛辣食物，如辣椒、麻油、芥末等。

（4）**忌吃发物**。公鸡、鹅、羊、马、驴、狗、鹿肉等都属于发物，肝病患者食用后会导致宿疾复发或疾病加重。此外，尽管鸡蛋不属于发物，但蛋黄中含有较多的胆固醇，会增加肝脏的代谢负担，因此肝炎患者不宜多吃，正常人通常一天也不宜进食超过2个。

（5）**忌高铜饮食**。肝功能不全时不能很好地调节体内铜的平衡，使铜易积聚在肝脏内。肝病患者肝脏内铜的储存量是正常人的5～10倍，患胆汁性肝硬化患者的肝脏内铜的含量是正常人的60～80倍。肝脏内存铜过多，可导致肝细胞坏死，而体内铜过多，则可引起肾功能不全。因此，肝病患者应少吃海蜇、乌贼、虾、螺类等含铜多的食品。

（6）**忌吃含亚硝酸盐的食物**。亚硝酸盐可在胃内合成亚硝胺，从而变成一种强烈的化学致癌物，诱发肝癌。因此，应少食含亚硝酸盐的食物，如泡菜、咸鱼、香肠等。

（7）**忌滥用化学药物**。化学药物对肝脏有损害。人体内的各种毒素及所有药物都要在肝脏内分解、转化、解毒。因此，肝炎病人要在医生指导下合理用药，滥用药物会加重肝脏的代谢负担。

（8）**忌吃油腻食物**。脂肪是人体必需的营养物质之一，适当摄入含脂肪的食物可以供给人体能量，维持人体正常的生理功能。但是，过多食用脂肪含量高的油腻食品则会加重肝脏的负担，诱发脂肪肝等疾病。因此，肝病患者要注意清淡饮食，忌吃高脂、油腻食物。

（9）**忌食糖过量**。食用过多高糖食物，糖分无法充分被消耗时就会转化为脂肪储存于肝脏，诱发脂肪肝。此外，过多食用高糖类食物还会增加胃肠道内酶的分泌量，影响食欲，增加肠胃胀气。

（10）**忌高盐食物**。食盐的主要成分是氯化钠，钠会促使水在体内潴留，不利于身体毒素的排出，增加肝脏的排泄负担。肝病患者应以少盐饮食为主，每日食盐摄入量控制在6克以下。

（11）**少食加工食品**。加工食品中含有防腐剂和食品添加剂，大量食用会影响肝脏的解毒、代谢能力，诱发多种肝脏疾病，所以应少食方便面、火腿肠、罐头等加工食品。

（12）**忌吸烟**。烟草产生的烟雾中含有上千种有害物质，被吸入人体后，对包括肝脏在内的多种内脏器官都有不同程度的损害，是诱发疾病的主要危险因素之一，所以肝病患者不宜吸烟。

（13）**忌酒**。过量饮酒对肝脏有很大的损害，酒精90%以上要通过肝脏进行代谢，酒精的中间代谢产物乙醛可直接损伤肝脏，使肝细胞坏死，从而诱发酒精肝、脂肪肝以及酒精性肝炎、肝硬化甚至肝癌等。

（14）**忌吃烟熏、烘烤食物**。烟熏、烘烤后的食物含有具致癌作用的苯并芘，可导致肝癌等癌症的发生，因此肝病患者不宜食用。

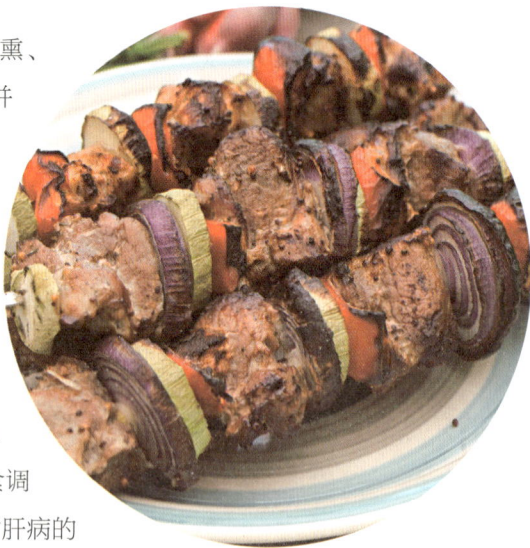

（15）**忌霉变食物**。食物发霉后会产生具有强烈毒性作用的黄曲霉毒素，从而诱发肝癌。

以上仅列举了肝病患者在日常饮食中普遍需要注意的事项，由于每个患者的病情以及身体素质有所差异，饮食调养的侧重点也会有所不同。饮食调养对肝病的治疗只能起到辅助性的作用，患者要想达到治愈肝病的目的，还需要到正规医院接受规范的医学治疗，并在医生的指导下合理进食。

4.肝病的饮食营养误区

误区之一

治疗慢性肝病过度依赖药物。肝脏是人体最大的解毒器官，人体内的各种毒素以及进入体内的绝大多数药物都要通过肝脏进行分解、转化、代谢。在治疗慢性肝病的过程当中，过度依赖药物的治疗或滥用各种"保肝药"必定会增加肝脏的代谢负担。同时，各种药物成分复杂，药物之间的化学反应及拮抗作用还会在一定程度上加重对肝脏的损害。许多药物长期使用也会有一定的不良反应，会导致诸如脂肪肝、药物性肝纤维化甚至肝硬化等病变。因此，用药一定要在专科医生的指导下规范进行，遵循"少而精、安全有效"的原则。除了合理用药，肝病患者还要重视饮食调养的作用，掌握正确的饮食原则，均衡合理地补充营养，这对患者的康复有着重要意义。通过饮食调养，促进肝脏代谢，提高免疫力，对慢性肝病患者而言，比单纯依赖保肝药物更有益。

误区之二

认为"吃肝可以补肝"。在中国素有"以形补形"的说法，加之动物肝脏的营养价值较高，多数人认为"吃肝补肝"。然而，动物肝脏内含有多种毒素，人食用后，这些毒素大多需要肝脏来分解，而肝病患者由于肝功能受损，难以及时分解这些毒素，导致毒素积聚在肝脏内，不仅增加肝脏排泄、解毒的负担，还会影响肝病患者的康复。另外，动物肝脏内还含有大量的铜，进食过多会增加体内铜的含量。肝病患者由于肝功能受损，对铜的代谢能力有限，会导致过多的铜在肝脏及脑组织内积聚，诱发黄疸、贫血、肝硬化、腹腔积液及肝昏迷等病症，严重者可能会导致死亡。因此，肝病患者在日常饮食中应少吃动物肝脏。

误区之三

感觉没病，就不必饮食调养。在多种肝病的肝炎病毒残留期，大多数病人可能并不会出现明显的临床症状，日常生活中也没有什么不适的感觉，肝功能检查也可能没有明显异常。在这种情况下，患者最容易掉以轻心，忽视对肝脏的饮食调养。实际上，即便没有临床症状，肝功能指标正常，也不能确切地表明体内没有肝炎病毒的存在，病毒在体内残留、复制仍可能对肝脏产生潜在的损害。如果不积极预防和治疗，任其发展，一旦身体免疫力降低，肝病可能复发或恶化。因此，肝病患者平时尤要注重饮食调理，提高身体免疫力，增强对病毒的抵抗能力。

盲目进补。其实进补并非适合每个人，有时候盲目进补反而会使病情加重，或导致更严重的病变。如处于慢性肝炎活动期、急性肝炎急性期和活动性肝硬化状态下的患者不宜食用营养滋补品。不同的肝病患者具体的进补方法也不尽相同，肝病患者在进补时，要避免食用过多的补药，以免增加肝脏对药物的解毒负担。进补的时候还要注意不宜饮茶、喝咖啡，避免暴饮暴食、饮酒、偏食、挑食等不良的生活和饮食习惯。另外，还应均衡摄入多种营养，使进补更加合理、有效，以达到治疗的效果。

误区之四

完全素食。肝病患者的脂肪代谢能力有限，导致有些患者一点油腻的食物也不敢吃，其实这样对患者是不利的。因为脂肪是人体重要的能量和脂肪酸的来源，摄入过少会造成人体营养失衡，免疫力下降，不利于身体的康复。肝病患者可适当食用优质的植物油，如橄榄油、茶油、菜籽油等，来补充脂肪的摄入量。

误区之五

对发物的错误认识。不少患者认为鸡、鱼、豆制品等食品都是发物，应禁食，以避免病情的加重，因此敬而远之。其实只有少数的鸡和鱼是发物，如公鸡、鲤鱼等，而母鸡和草鱼、银鱼等还是适合肝病患者食用的，它们可以为患者提供优质蛋白。为促进肝脏修复，肝病患者饮食宜以营养价值高的鸡肉、奶类、瘦肉、鱼类等动物蛋白为主，每天保证蛋白质摄入量在60克以上。腹胀时，应减少产气食物如牛奶、豆制品的摄入。当然，螃蟹、虾、咸菜、咸鱼、竹笋、韭菜等还是少吃或不吃为好。

误区之六

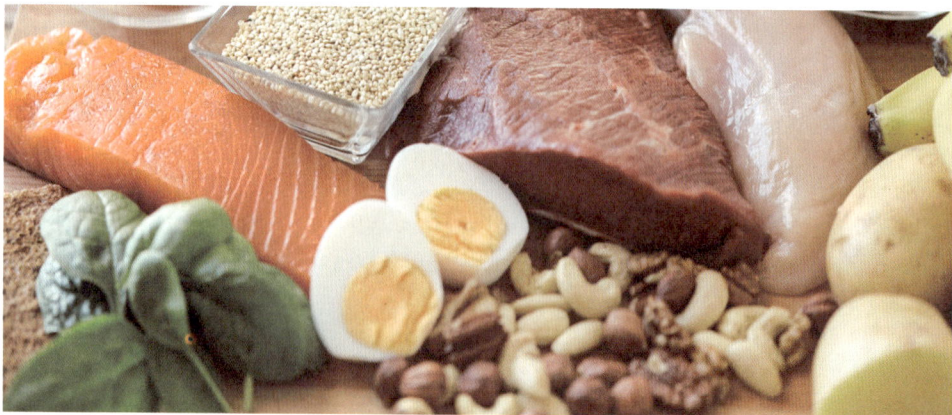

三、肝病患者的饮食黄金原则

饮食直接影响我们的健康。对于肝病患者而言，遵循正确的饮食原则，可达到均衡营养、提高抵抗力和辅助治疗肝病的目的，故科学的饮食调养不可少。

1.规律饮食，饭吃八分饱

生活作息有规律，饮食有规律，不但是维持人体健康的生理基础，还是预防多种疾病的关键。对于肝病患者来说，饮食有规律，是保证肝脏发挥正常功能的前提。因此，肝病患者应该做到，饮食定时定量，不暴饮暴食，不吃夜宵。此外，肝病患者还应控制每餐食物的摄入总量，遵循少食多餐的原则，为肝脏提供一个良好的生理环境。

饭吃八分饱，已经足够给身体提供所需的热量，同时还可以避免因过量饮食导致体内营养过剩、消化不良等情况，减轻肝脏的负担。倘若肝脏长期处于超负荷运转的状态，会出现从量变到质变的病理变化，易诱发早期肝硬化。此外，体内摄入过多的食物会产生毒素，损害中枢神经系统，当肝功能不良时，便成为促发肝昏迷、肝脑综合征的重要因素之一。

2.愉悦进食，细嚼慢咽

愉悦的心情不但有利于食物的消化吸收，同时对促进肝脏功能的正常发挥也有比较重要的作用。肝病患者应养成专心、愉悦进餐的就餐习惯。患者可以多选择一些自己喜欢且对病症有益的食物，同时在烹饪的过程中尽量做到色、香、味俱全，充分享受就餐的乐趣。

此外，肝病患者在就餐过程中还应坚持细嚼慢咽的习惯，保证每一顿饭都能在30分钟以上。食物在口腔中有一个较长时间的咀嚼过程，这除了有避免吞食异物、帮助消化吸收、锻炼脸部肌肉的作用外，还可促进唾液分泌，消毒杀菌，减轻肝脏的排毒负担，轻松达到保养肝脏、治疗肝病的目的。

3.均衡膳食

均衡膳食是一种科学、合理的膳食原则。这种膳食原则能够给人体提供全面的营养素和适当的能量，保持人体对各种营养物质需要的平衡，提高人体对疾病的抵抗能力，这也是适合肝病患者的饮食原则。肝病患者在饮食中应提倡荤素搭配，取长补短。荤食含人体所需的优质蛋白质，有益于身体的消化、吸收和利用，也可以帮助肝脏细胞的修复，如肉、蛋、鱼类；主食则是主要的热量来源；素食含丰富的B族维生素、维生素C，可加强肝脏的解毒功效，促进铁的吸收，如水果、蔬菜类。荤素搭配，不仅可以给肝病患者提供均衡的营养，还能维持身体的酸碱平衡。肝病患者应充分认识食物的特性，并结合自身情况，取食物之益，以达到食疗保健的目的。

4.控制热量的摄入

适量的热量可以增强体力，促进肝细胞的再生与修复，摄入的热量过多则会导致体重增加，加重肝脏的负担，诱发脂肪肝。肝病患者在饮食中应该控制热量的摄入量，以便身体能充分消耗肝细胞内的脂肪。肝病患者每日的热量摄入应控制在1800~2000千卡。另外，还可以通过适当的运动来消耗体内多余的热量。

5.适量高蛋白饮食

肝病患者常吃富含蛋白质的食物，可提高血浆白蛋白含量，减轻水肿与腹腔积液等症状，并可保护肝细胞，促进肝细胞的修复与再生。肝病患者每日饮食中摄入的蛋白质应充足，其中动物性蛋白要占总蛋白的50%以上，总蛋白一般占总能量的15%，略高于健康人。一般每千克体重摄入1克蛋白质就能保证氮的代谢平衡，但在肝功能高度障碍时则需要1.5~2.0克。宜选用含有较高的优质蛋白和不饱和脂肪酸的食物，如鱼类、牛奶、瘦肉等。但肝硬化患者切忌短期内大量食用高蛋白质食物，以防血氨浓度上升过快，造成肝昏迷。

6.控制脂肪的摄入

肝病患者由于肝功能弱化，对脂肪的消化、吸收和转化的速度比较慢，如果过多地摄入富含脂肪、胆固醇的食物，则容易导致脂肪肝。一般的肝病患者脂肪的摄入只要不过量，不需过多限制。但脂肪肝、肝硬化患者则必须限制脂肪的摄入量，以免使病情恶化。富含脂肪的食物有动物油脂、花生米、核桃仁、杏仁、芝麻酱、火腿、牛肉、黄油、腰花、肥肉等。

7.补充甲硫氨基酸

甲硫氨基酸又称蛋氨酸，可促进体内磷脂的合成，协助肝细胞内脂肪的转变，对肝炎、脂肪肝以及肝硬化等肝脏疾病可起到一定的辅助治疗作用。肝病患者可以通过药物补充甲硫氨基酸，也可以通过日常饮食来获取，以达到一定的预防和辅助治疗的目的。常见的富含甲硫氨基酸的食物有小米、油菜、菜花、芝麻、菠菜等。

8.高维生素饮食

肝脏受损会导致维生素的吸收出现障碍，从而导致维生素A、B族维生素、维生素C等营养物质的缺乏，造成营养摄入不均衡。补充足量的维生素，可以提高人体的免疫力，有利于肝细胞的修复，增强肝脏的解毒功能。建议补充纯天然的食物，如粗粮杂粮、水果和蔬菜等，能够为身体补充大量的膳食纤维、维生素和矿物质，促进肠胃蠕动，有助于消化吸收，缓解肝功能受损所引发的疲劳和消化不良等不适症状。

9.糖类摄入应适量

糖类是能量来源的主要物质，是维持人体正常活动的基础。人体缺乏糖类会出现全身无力、心悸等症状，低血糖严重者会导致昏迷，所以每餐无论如何必须摄取糖类。适当补充糖类有利于肝糖元的储备，可保护肝脏，维持肝脏的功能。但肝病患者由于胆汁、消化液、消化酶的分泌减少，不宜摄入过多糖类，否则会加重肝脏负担，过量的糖类还会在体内转变为脂肪储存起来，可能导致脂肪肝的产生。

PART 02
常吃48种
"养"肝食物

本章详述了48种辅助调养肝病食物的基本知识,如食物性味归经、食疗作用、应用指南及菜谱推荐等,让肝病患者可以根据自己的病情和饮食爱好选择适合的食物,吃得明白,吃出健康。

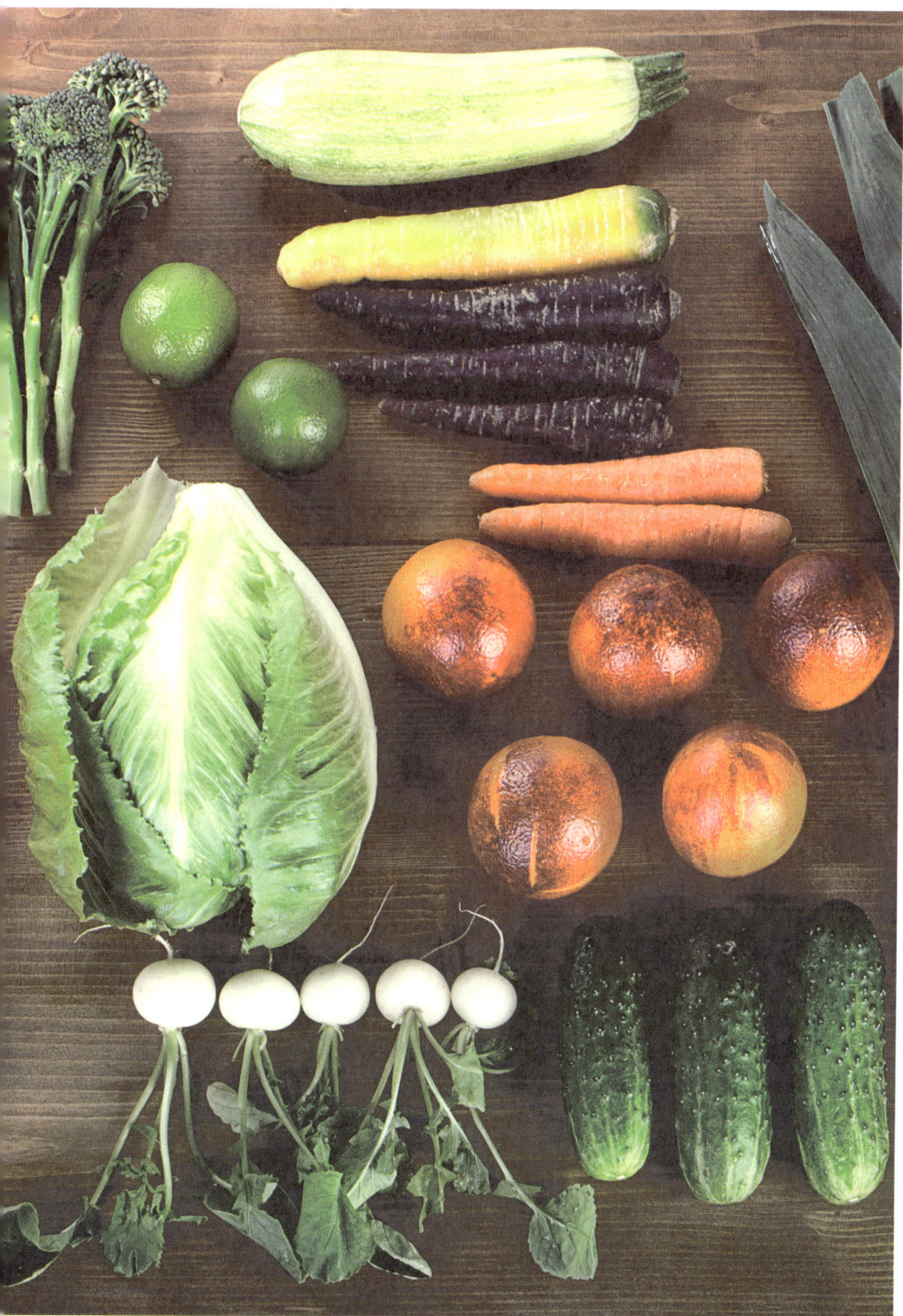

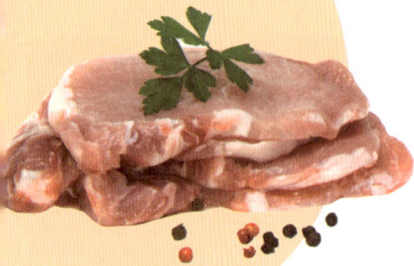

猪瘦肉

性味归经

性温,味甘、咸。归脾、胃、肾经。

调理关键

猪瘦肉不仅含有丰富的蛋白质,还含有钙、磷、锌等矿物质。因肝病患者肝细胞受损伤,免疫能力降低,微量元素生成不足等,需要足量蛋白质进行修复,促进肝细胞的再生,提高免疫力。

食疗作用

猪瘦肉具有补肾养血、滋阴润燥的功效,其含有的有机铁可为人体提供血红蛋白,促进铁的吸收,能改善缺铁性贫血,尤适宜阴虚不足、头晕、贫血、老人燥咳无痰、大便干结以及营养不良者食用,但湿热偏重、痰湿偏盛、舌苔厚腻之人应忌食。

选购保存

新鲜猪瘦肉有光泽、红色均匀,用手指按压肌肉后凹陷部分能立即恢复。将肉切成肉片,放入保鲜盒里,喷上一层料酒,盖上盖,放入冰箱的冷藏室,可贮藏一天不变味。或将肉切成片,然后将肉片平摊在金属盆中,置冷冻室冻硬,再用塑料薄膜将肉片逐层包裹起来,置冰箱冷冻室贮存,可一个月不变质。

应用指南

❶ 用于脂肪肝调理:紫菜50克,蘑菇60克,同放入沸水锅中,稍煮熟后,放入加有茴香、生淀粉搅拌后的猪瘦肉片炒至熟,加调味料即可。本品有清热疏肝、养阴除烦之功效,适用于春季肝热伤阴引起的心烦气躁、失眠等。

❷ 用于慢性肝炎活动期调理:白茅根60克,猪瘦肉250克,一起放入锅内,加清水适量炖至肉熟烂即可。此品可清热利湿、健脾和胃,适用于慢性肝炎活动期湿热内盛者,症见黄疸、小便不利、泛恶欲呕等。

肉丝蔬菜拌饭

🥄 材料

玉米粒40克，青椒40克，猪瘦肉150克，圣女果70克，蒜末适量，盐2克，鸡粉2克，熟米饭适量，食用油、生抽各适量

🍚 做法

1. 青椒切圈；猪瘦肉切丝；圣女果对半切开；玉米粒放入沸水锅中煮至断生，待用。
2. 热锅注油，用蒜末爆香，倒入猪肉丝炒至熟软，倒入青椒，炒匀，加入盐、鸡粉、生抽拌匀，盛出装碗待用。
3. 往备好的碗中倒入熟米饭、肉丝拌匀，摆上圣女果、玉米粒即可。

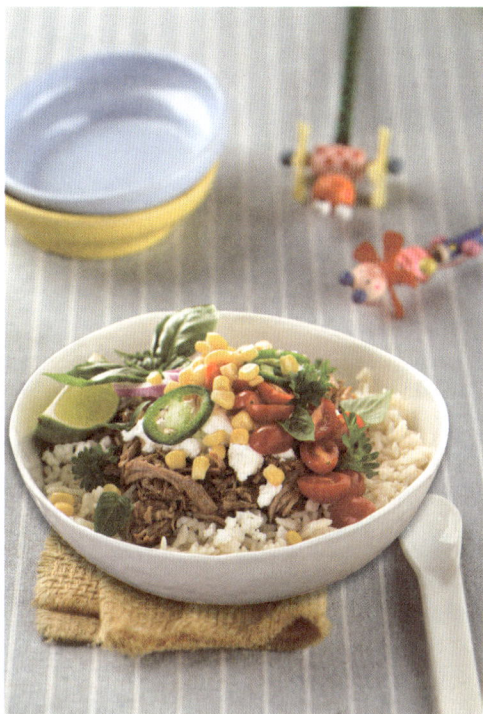

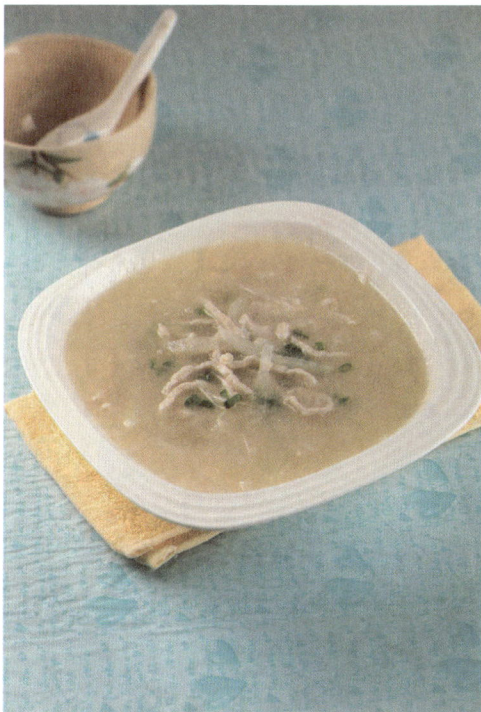

白萝卜肉丝汤

🥄 材料

白萝卜150克，猪瘦肉90克，姜丝、葱花、盐、鸡粉、水淀粉、食用油各适量

🍚 做法

1. 把洗净去皮的白萝卜切成丝。
2. 猪瘦肉切成丝，加入少许盐、鸡粉、水淀粉、食用油拌匀，腌渍入味。
3. 用油起锅，放入姜丝爆香，放入切好的白萝卜丝，翻炒均匀。
4. 倒入适量清水，加入盐、鸡粉，拌匀调味，煮沸后用中火煮2分钟至熟。
5. 放入肉丝，煮至食材熟透，把汤盛出，撒入葱花即可。

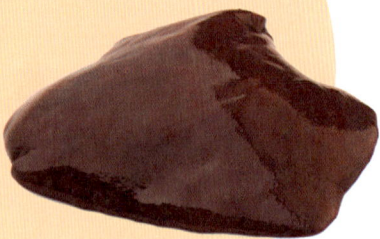

猪肝

性味归经

性温，味甘、苦。归肝经。

调理关键

猪肝营养丰富，富含蛋白质、卵磷脂、维生素及多种矿物质，乙肝患者体内常缺少锌、锰、硒等微量元素，部分患者还缺少钙、磷、铁等矿物质，所以应适当补充。

食疗作用

猪肝具有补气养血、养肝明目等功效，可提高人体免疫力、抗氧化、防衰老、延年益寿，还具有一定的抗肿瘤作用。适宜气血虚弱、面色萎黄、缺铁性贫血者，以及肝血不足所致的视物模糊不清、夜盲、眼干燥症患者食用。

选购保存

新鲜的猪肝呈褐色或紫色，用手按压坚实有弹性，有光泽，无腥臭异味。切好的猪肝一时吃不完，可用豆油涂抹搅拌，然后放入冰箱内，能延长保鲜期。

应用指南

❶ 用于身体虚弱的慢性肝病患者调理：猪肝50克，粳米100克，猪肝洗净切碎，粳米洗净，将猪肝与粳米同放入锅中加适量清水熬煮成粥。本品有益气生血、养肝补虚的作用，适用于身体虚弱或慢性肝病患者。

❷ 用于慢性肝病致失眠、胁痛调理：猪肝150克切片洗净，合欢花干品10克加水浸泡4~6小时后捞出洗净，沥干水分，加食盐少许，与猪肝一起放入碟中，隔水蒸熟，食猪肝。此品对慢性肝病致失眠、胁痛、肝区叩击痛有缓解效果。

巧手猪肝

🥟 材料

猪肝200克，芹菜50克，青椒段50克，姜片、蒜末各适量，盐2克，鸡粉2克，料酒5毫升，香油5毫升，水淀粉、食用油各适量

🍲 做法

1. 将洗净的芹菜切成段。
2. 将处理干净的猪肝切片，加入料酒、盐、鸡粉、水淀粉，拌匀。
3. 热锅注油，烧热，倒入猪肝炒匀。
4. 倒入芹菜、姜片、蒜末、青椒炒匀。
5. 加入盐、鸡粉、香油炒匀调味。
6. 最后用水淀粉勾芡收汁即可。

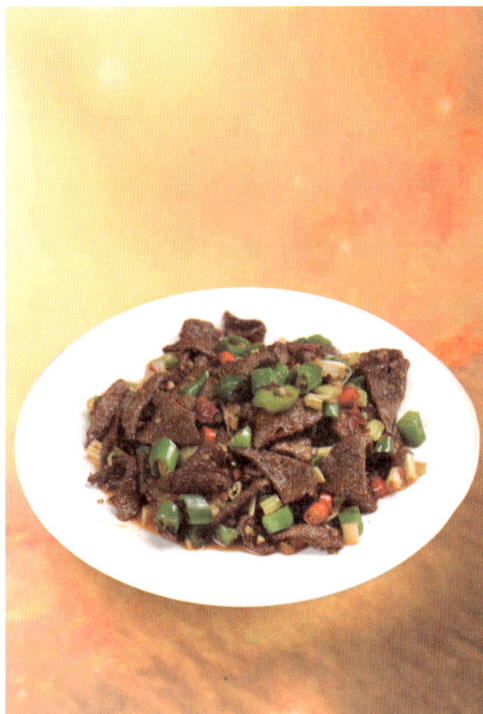

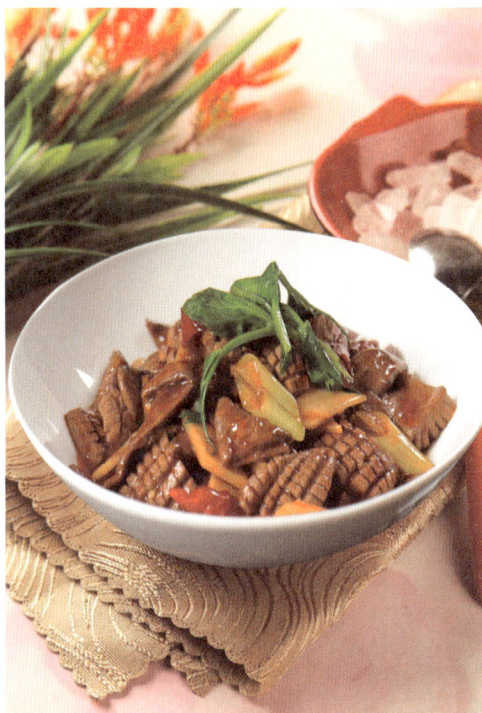

肝腰合炒

🥟 材料

猪腰80克，猪肝80克，葱段、蒜末各适量，盐3克，鸡粉3克，生抽5毫升，食用油适量

🍲 做法

1. 猪腰切花刀；猪肝切片。
2. 热锅注油，倒入葱段、蒜末爆香。
3. 倒入猪腰、猪肝炒至熟软。
4. 加入盐、鸡粉、生抽炒匀调味即可。

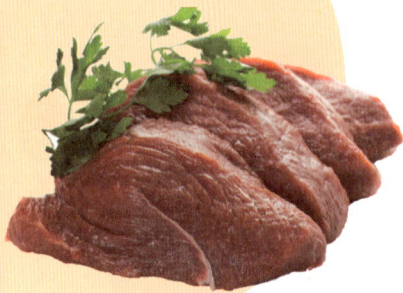

牛肉

性味归经

性平，味甘。归脾、胃经。

主要营养成分
蛋白质
钙、铁、磷

调理关键

牛肉含蛋白质、脂肪、维生素B$_1$、维生素B$_2$、钙、磷、铁等，还含有多种特殊的成分，如肌醇、黄嘌呤、次黄质等，其蛋白质可保护肝细胞，促进肝细胞的修复与再生，并补充人体所缺的微量元素。

食疗作用

牛肉有补中益气、滋养脾胃、强健筋骨、化痰息风、止渴止涎的功能，尤其适宜生长发育期、病后调养的人，以及中气下隐、气短体虚、筋骨酸软、贫血久病、目眩之人。牛肉为发物，患疮疥、湿疹、痘痧、瘙痒者慎用。寒冬食牛肉可暖胃，水牛肉能安胎补神，黄牛肉能安中益气、健脾养胃、强筋壮骨。

选购保存

新鲜牛肉有光泽，红色均匀，脂肪洁白或淡黄色；外表微干或有风干膜，不黏手，弹性好。如不慎买到老牛肉，可急冻再冷藏一两天，肉质可稍变嫩。

应用指南

❶用于肝癌术后调理：枸杞15克，灵芝9克，同放在砂锅中加水煮沸，放入牛肉片200克煮熟，放入葱、姜、蒜等煮沸片刻后拿出灵芝即可。此品有滋阴养血、解毒抗癌功效，适用于肝癌术后、放疗化疗过程中，或家庭药膳。

❷用于肝炎、肝硬化病人的调理：牛肉500克煮开后弃去肉汤，加八角茴香、花椒、小茴香、肉桂、白芷、肉豆蔻、姜、葱后加水再炖一会儿，放蚕豆500克，在砂锅中炖至烂熟即可。每餐服用牛肉、蚕豆各100克，适用于慢性肝炎、肝硬化导致的脾虚湿困、脘腹胀满、四肢困重、饮食减少者。

粉蒸牛肉

🍅 材料

牛肉500克，粉蒸肉粉100克，蒜末、葱段、香菜各适量，盐2克，老抽适量，食用油5毫升

🍲 做法

1. 牛肉切块。
2. 往牛肉中加入老抽和水，搅拌。
3. 加入食用油、盐搅拌均匀。
4. 放入粉蒸肉粉，充分拌匀。
5. 蒸锅注水烧开，放入牛肉，加盖，大火煮开后调成中火蒸50分钟。
6. 揭盖，将牛肉取出，撒上蒜末、葱段、香菜即可。

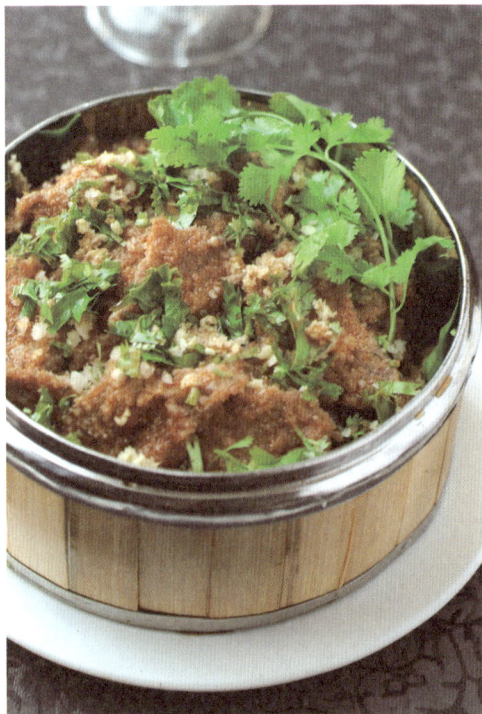

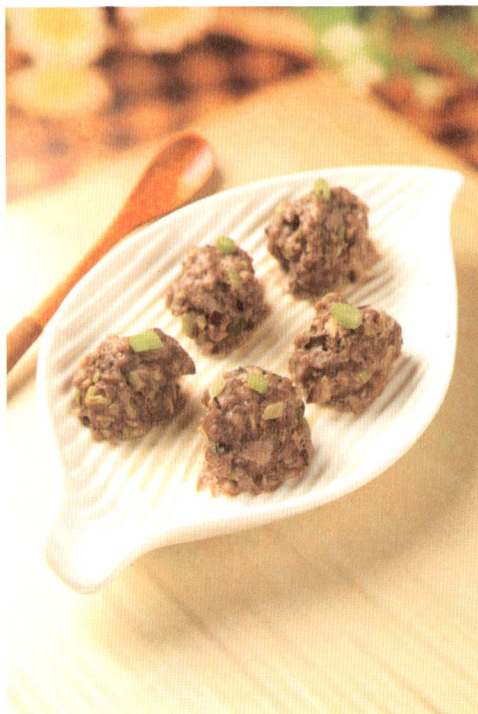

香菇芹菜牛肉丸

🍅 材料

香菇30克，牛肉末200克，芹菜20克，蛋黄20克，姜末、葱末各少许，盐3克，鸡粉2克，生抽6毫升，水淀粉4毫升

🍲 做法

1. 洗净的香菇切丁；洗好的芹菜切末。
2. 取一个碗，放入牛肉末、芹菜末，再倒入香菇、姜末、葱末、蛋黄，加入盐、鸡粉、生抽、水淀粉，搅匀，制成馅料，用手将馅料捏成丸子，放入盘中。
3. 蒸锅上火烧开，放入牛肉丸，用大火蒸30分钟至熟即可。

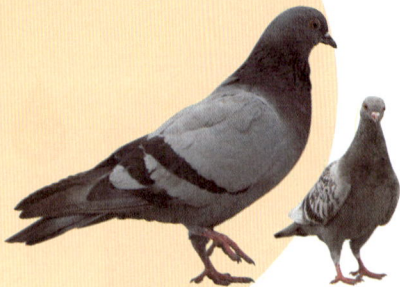

鸽肉

主要营养成分

蛋白质、脂肪
维生素、微量元素

• 性味归经

性平，味咸。归肝、肾经。

• 调理关键

鸽肉中蛋白质丰富，脂肪含量低，可补充人体新陈代谢消耗，促进肝细胞的修复和再生。鸽肉所含的维生素A、维生素B₁、维生素B₂、维生素E及造血用的微量元素较丰富，有利于弥补肝脏损害造成的维生素及微量元素的缺乏。

• 食疗作用

中医学认为鸽肉有补肝壮肾、益气补血、清热解毒、生津止渴等功效。现代医学认为：鸽肉能健脑补神，提高记忆力，降低血压，调整人体血糖，养颜美容，使皮肤洁白细嫩，延年益寿。

• 选购保存

选购时以无鸽痘，皮肤无红色充血痕迹，肌肉有弹性，经指压后凹陷部位立即恢复原位，表皮和肌肉切面有光泽，具有鸽肉固有色泽、固有气味者为佳。不要挑选肉和皮的表面比较干，或者水较多、脂肪稀松的鸽肉。购买后冷冻保存。

• 应用指南

❶ 用于久病体虚的慢性肝病患者调理：鸽子1只（去毛和内脏），枸杞15克，黄芪30克，党参30克，首乌15克，共水煎，去药渣取汁，饮汁吃肉，每日1次。本品能补中益气，改善慢性肝病患者头晕眼花等不适症状。

❷ 用于合并高血压的肝病患者调理：鸽子1只，莲子60克，红枣30克，姜3片。乳鸽、姜片一同放入开水中，煲1小时后放入红枣、莲子，再煲1小时，加入食盐即可。此方可健脾益胃、安神补血、清利湿热、降血压，尤其适宜慢性肝病合并高血压的患者。

脆皮乳鸽

🍅 材料

乳鸽300克，红醋5毫升，葱结、姜片各适量，卤水香料袋1个，盐3克，鸡粉3克，料酒、生粉、食用油各适量

🍲 做法

1. 锅中加适量清水，放入香料袋，大火焖煮20分钟，加入葱结、姜片、盐、鸡粉、料酒煮沸，制成白卤水，放入乳鸽，浸煮15分钟至熟且入味。

2. 另起锅，倒入红醋、生粉调成原糊，放入乳鸽，用原糊浇透，取出沥干。

3. 热锅注油烧热，放入乳鸽，淋油约1分钟至鸽肉呈棕红色、表皮酥脆即可。

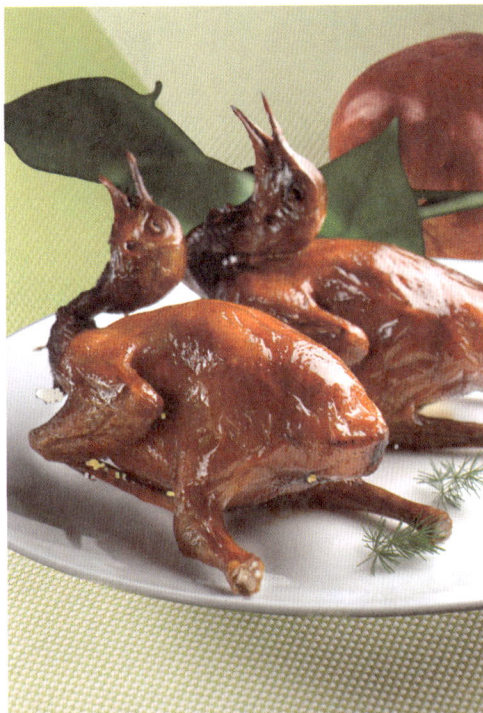

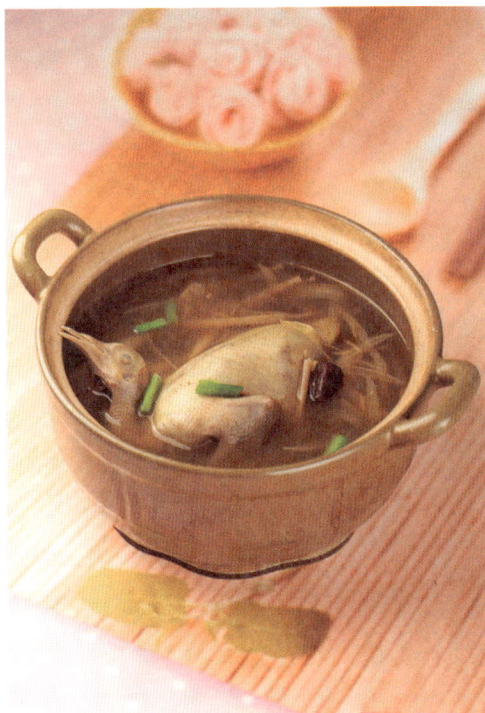

黄花菜炖乳鸽

🍅 材料

乳鸽400克，水发黄花菜100克，红枣20克，枸杞10克，花椒、姜片、葱段各少许，盐、鸡粉各2克，料酒7毫升

🍲 做法

1. 洗净的黄花菜切除根部。

2. 锅中注水烧开，放入乳鸽略煮，淋入料酒，煮半分钟，捞出待用。

3. 锅中注水烧开，放入花椒、姜片、红枣、枸杞，放入乳鸽、黄花菜拌匀，炖煮1小时至食材熟透。

4. 加入鸡粉、盐，煮至汤汁入味，最后撒上葱段即可。

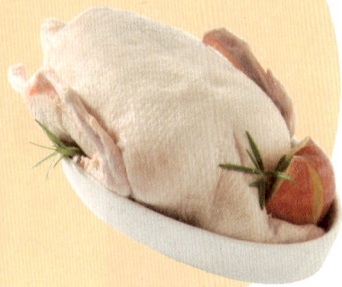

鸭肉

● 性味归经

性寒，味甘、咸。归脾、胃、肺、肾经。

主 要 营 养 成 分
蛋白质
维生素、微量元素

● 调理关键

鸭肉富含蛋白质、脂肪、糖类等多种营养物质及B族维生素、维生素E和铁、铜、锌等微量元素，其饱和脂肪酸、单不饱和脂肪酸、多不饱和脂肪酸的比例接近理想值，适合急慢性肝病患者食用。

● 食疗作用

在中医看来，鸭子吃的食物多为水生物，故其肉性寒，味甘、咸，归肺、胃、肾经，有滋补、养胃、补肾、除痨热、消水肿、止热痢、止咳化痰等作用。体内有热的人适宜食鸭肉，体质虚弱、食欲不振、发热、大便干燥和水肿的人食之更为有益，还可防治心脑血管等疾病，但阳虚脾弱、外感未清、便泻肠风者不宜食用。

● 选购保存

要选择肌肉新鲜、脂肪有光泽的鸭肉。保存鸭肉的方法很多，我国农村用熏、腊、风干、腌等方法保存。

● 应用指南

❶ 用于慢性肝炎合并高血压的调理：鸭子1只，去肠杂等后切块；海带60克，泡软洗净，加水一同炖熟，略加食盐调味服食。此品有平肝潜阳、降压降脂的作用，民间多用于慢性肝炎的调理及高血压、血管硬化的防治。

❷ 用于营养摄入不足的慢性肝病调理：老鸭1只，母鸡1只（或各半），取肉切块，加水适量，以小火炖至烂熟，加盐少许调味服食。本品源于《滇南本草》，具有益气养血、健脾补虚的功效。

茶树菇炒鸭丝

🍳 材料

茶树菇100克，鸭肉150克，青椒、红椒各适量，盐3克，料酒、酱油、香油各10毫升，食用油适量

🍲 做法

1. 鸭肉洗净切丝，加少许盐、料酒、酱油腌渍；茶树菇泡发洗净，切去老根；青椒、红椒均洗净切丝。
2. 油锅烧热，倒入鸭肉煸炒，再加入茶树菇翻炒。
3. 放入青椒、红椒，翻炒至熟。
4. 出锅前调入盐炒匀，淋入香油即可。

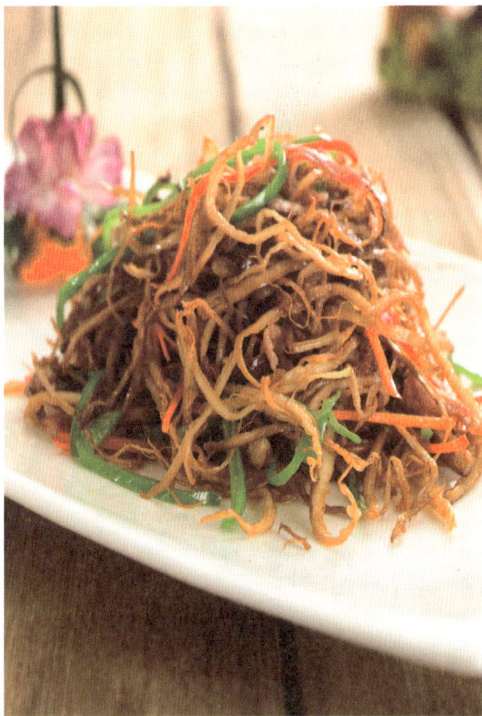

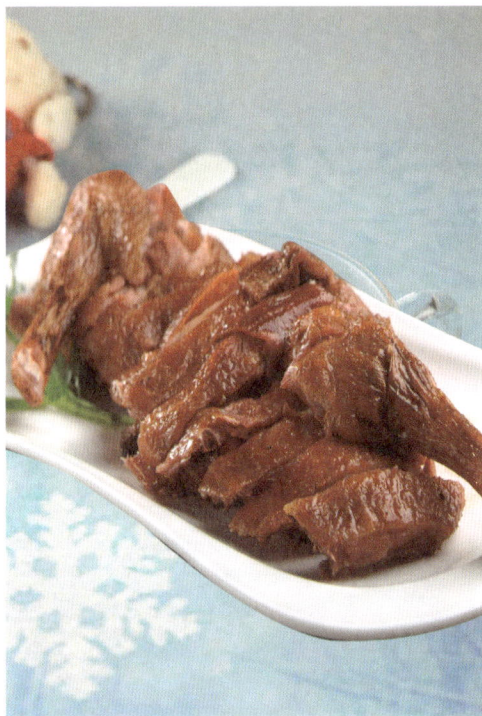

茶香鸭

🍳 材料

鸭肉300克，香菜段、姜片、葱段、茶叶各适量，盐3克，白糖3克，老抽5毫升，料酒10毫升，食用油适量

🍲 做法

1. 洗净的鸭肉放入盘中，放入香菜段、姜片、葱段、茶叶。
2. 再放入盐、白糖，淋入老抽、料酒，抓匀入味，腌渍3~5分钟。
3. 锅中注油，烧至五成热，倒入腌好的鸭肉，炸至上色，捞出沥油备用。
4. 将鸭肉切成块摆放在盘中即可。

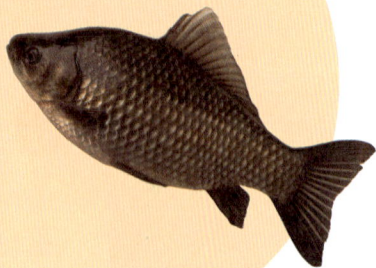

鲫鱼

主 要 营 养 成 分
蛋白质、脂肪
糖类、微量元素

• 性味归经

性平，味甘。归脾、胃、大肠经。

• 调理关键

鲫鱼含优质蛋白质，氨基酸种类较全面，含有少量的脂肪，多由不饱和脂肪酸组成，含糖量较高，对蛋白质有保护作用，并能促进肝脏对氨基酸的利用，还含有丰富的微量元素，可促进新陈代谢。

• 食疗作用

鲫鱼可补血、通血脉、补体虚，还有益气健脾、利水消肿、清热解毒、通络下乳、祛风湿病痛之功效。鲫鱼肉中富含蛋白质，且易于被人体所吸收，所以对促进智力发育、降低胆固醇和血液黏稠度、预防心脑血管疾病有明显作用。

• 选购保存

鲫鱼要买身体扁平、颜色偏白的，肉质会很嫩。新鲜鱼的眼略凸，眼球黑白分明，眼面发亮。用浸湿的纸贴在鱼眼上，防止鱼视神经后的死亡腺离水后断掉。这样死亡腺可保持一段时间，从而延长鱼的寿命。

• 应用指南

❶ 用于肝硬化腹水的调理：活鲫鱼去肠不去鳞，冬瓜1个，切开一头，去内瓤及子，放入鲫鱼，加少量姜、葱、黄酒，再加入赤豆30克，用切开之盖盖好，以竹签钉牢，放砂锅内，加水炖3~5小时，喝汤，吃鱼及冬瓜，最好淡吃，或吃时略加糖醋，每日1剂，7剂为1疗程。

❷ 用于肝癌的调理：蓟菜30克，鲫鱼1条，蓟菜与鲫鱼共同煮汤，加适当调料即可。经常食用，具有消瘀血、止吐之功效。但脾胃虚寒、无瘀滞者忌服。

香烤鲫鱼

🍲 材料

净鲫鱼1条，柠檬片适量，蒜米30克，水果胡萝卜40克，四季豆40克，圣女果4颗，盐、料酒、胡椒粉、生抽、食用油各适量

🍜 做法

1. 鲫鱼切花刀，用料酒、盐、胡椒粉、生抽、食用油抹匀，切口处放柠檬片。
2. 将各种食材洗净；四季豆切段；圣女果去蒂。
3. 将鲫鱼放在烤盘里，在旁边放上其余的食材，在鲫鱼表面淋上腌渍酱汁，放入烤箱，上、下火调为180℃烤20分钟即可。

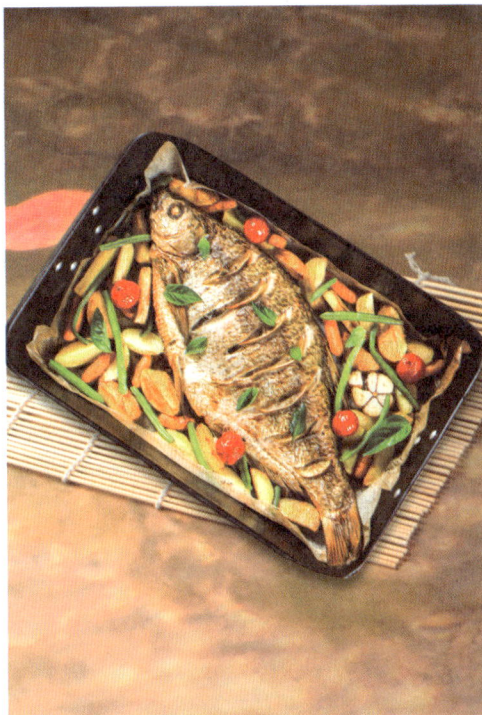

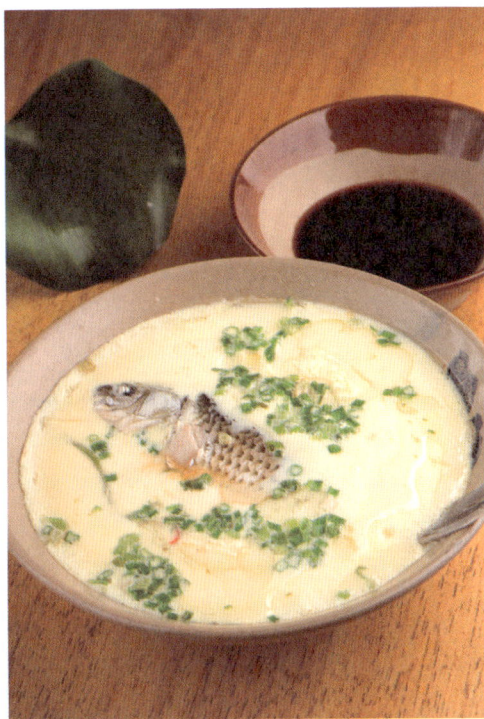

鲫鱼蒸蛋

🍲 材料

鲫鱼1条，鸡蛋3个，姜丝、葱花各适量，盐2克，料酒5毫升，食用油适量

🍜 做法

1. 鲫鱼表面切花刀，把姜丝塞入鱼肚，用盐均匀抹鱼身，倒入料酒，静置20分钟；鸡蛋打散，加入盐拌匀。
2. 热锅注油，放入鲫鱼，煎至表面金黄色捞出，放入碗中，倒入蛋液，表面盖上保鲜膜，用牙签在表面戳几个洞透气。
3. 蒸锅注水烧开，放入鲫鱼，蒸20分钟，取出撒上葱花即可。

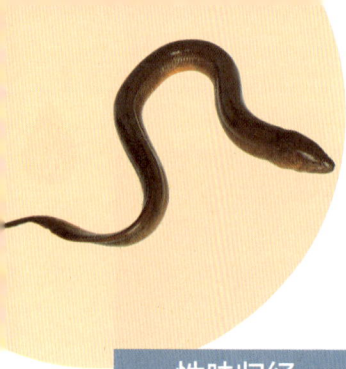

鳗鱼

性味归经

性平，味甘。归肝、肾经。

主要营养成分
蛋白质
维生素 A、维生素 E

调理关键

鳗鱼所含的优质蛋白可促进肝细胞修复与再生；维生素A可刺激人体的免疫系统，调动人体抗癌的积极性；维生素E能促进细胞分裂，通过抗氧化作用，可部分抑制自由基的有害影响，保护肝细胞。

食疗作用

鳗鱼具有补虚养血、祛湿、抗结核、强精壮肾等功效，富含钙质，经常食用能预防骨质疏松。鳗鱼的肝脏含有丰富的维生素A，是夜盲症患者的优良食品。鳗鱼还含有被俗称为"脑黄金"的DHA及EPA，而DHA和EPA被证实能预防心血管疾病。鳗鱼还可以养颜美容、延缓衰老，故被称为"可吃的化妆品"。

选购保存

鳗鱼应挑选表皮柔软、肉质细嫩、无异味的，每千克四五条，外观略带蓝色、无伤痕。鳗鱼若处于冷藏状态，一般只可保存7天。

应用指南

❶ 用于肝病慢性期体质虚弱患者的调理：砂锅中放入鳗鱼、当归、黄芪、红枣、料酒、盐和适量清水，炖煮50分钟，待鳗鱼熟烂即可。此品含有丰富的蛋白质，急性发作期及晚期肝硬化伴肝昏迷患者应减少摄入，否则摄取过多蛋白质会加重病人肝脏的负担。

❷ 用于合并肺结核的慢性肝病患者的调理：鳗鱼500克，切段，用水与黄酒各半煮熟，加盐、葱、生姜调味。此品含有优质蛋白质、多种维生素及微量元素，既满足肝病患者对蛋白质的需求，也有利于肺结核患者恢复。

鳗鱼饭

🐟 材料
鳗鱼1条,酱油10毫升,料酒5毫升,白糖5克,米饭1碗

🍚 做法
1. 鳗鱼处理干净,切去头尾,从背部切开,放入微波炉里高温加热2分钟,取出待用。
2. 锅中倒入酱油、料酒、白糖和适量清水,中火烧开,小火熬至起泡,放入鳗鱼,让鳗鱼和酱汁充分融合,至快收汁时关火。
3. 将鳗鱼摆放到盛好的米饭上即可。

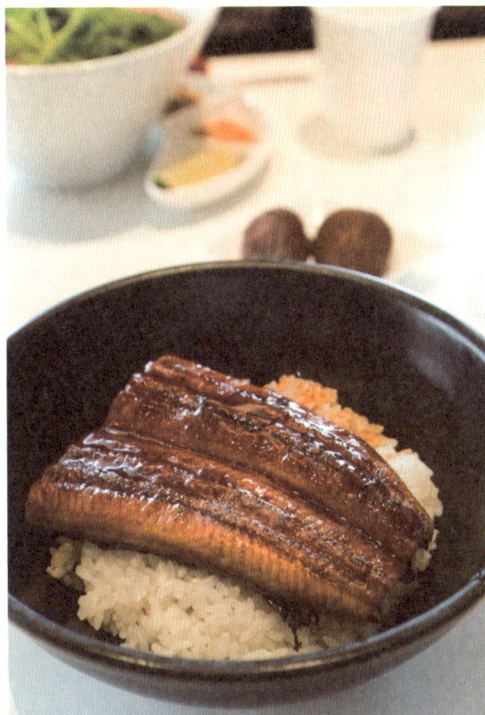

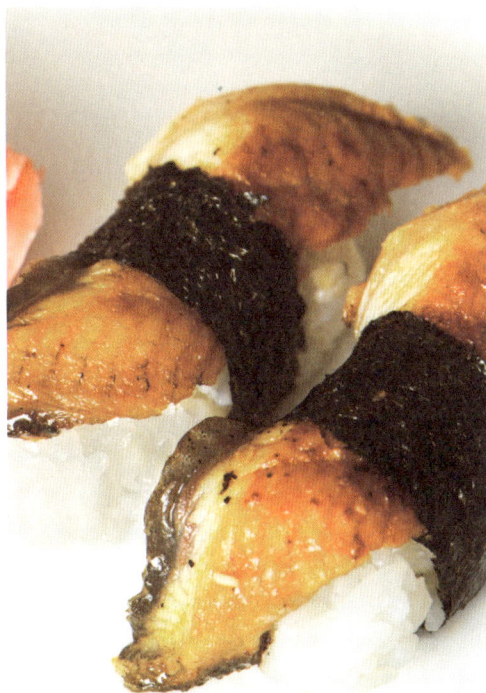

鳗鱼寿司

🐟 材料
鳗鱼200克,米饭1碗,寿司醋适量,海苔片若干,蒲烧汁适量

🍚 做法
1. 将备好的米饭和寿司醋充分混合,制成醋饭。
2. 处理好的鳗鱼用蒲烧汁腌渍入味,放入预热好的烤箱中,上、下火190℃烤10分钟。
3. 将醋饭捏成寿司形状,放上一块鳗鱼,再用海苔片在寿司中间绕一圈,固定好即可。

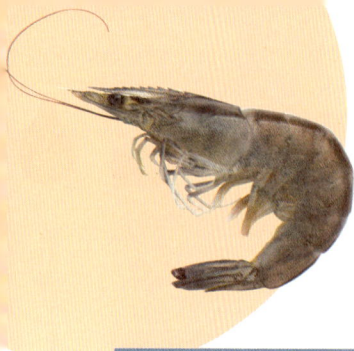

虾

主要营养成分

蛋白质、维生素
矿物质

性味归经

性温，味甘、咸。归脾、肾经。

调理关键

虾富含蛋白质、脂肪、糖类、维生素B_1、维生素B_2、烟酸以及钙、磷、铁、硒等矿物质，有利于肝细胞的修复与再生。虾中含有丰富的镁，可减少血液中的胆固醇含量，降低脂肪含量，有助于脂肪肝的防治。

食疗作用

虾的营养价值极高，能提高人体的免疫力和性功能，补肾壮阳，抗早衰，还有催乳作用。虾皮有镇静作用，常用来治疗神经衰弱、自主神经功能紊乱诸症。海虾中含有三种重要的脂肪酸，能使人长时间保持精力集中。虾营养丰富，且其肉质松软，易消化，对身体虚弱以及病后需要调养的人来说是极好的食物，其所含有的微量元素硒还能预防癌症。

选购保存

新鲜的虾体形完整，呈青绿色，外壳硬实、发亮，头、体紧紧相连，肉质细嫩，有弹性、有光泽。将虾的沙肠挑出，剥除虾壳，然后滴上少许料酒，沥干水分，再放进冰箱冷冻，可保存一段时间。

应用指南

❶ 用于脂肪肝患者的调理：冬瓜500克去皮，虾皮70克，香油、食盐、花椒、葱、味精各适量。用香油将花椒炸出香味，加葱、冬瓜、虾皮炒熟，调入调料食之。本品有清热解暑、利尿通淋、健脾开胃等作用，适宜肝病、高血压、动脉硬化患者食用。

❷ 用于长期腹胀的肝病患者的调理：冬瓜250克切丝，虾皮50克，香菜、食盐、香油、料酒、葱段、味精各适量。先用香油将葱段炒香，加冬瓜丝、虾皮、香菜炒熟，然后加调料食用。本品适用于因肝功能受损导致胆汁生成、排泄出现障碍而引起的消化不良、长期腹胀。

韭黄鲜虾肠粉

🥟 材料

鲜虾100克，韭黄80克，肠粉皮100克，盐3克，鸡粉3克，食用油适量

🍲 做法

1. 鲜虾去虾线；韭黄切碎。
2. 热锅注油，倒入虾炒至转色，倒入韭黄炒匀，加入盐、鸡粉炒匀调味，盛入碗中。
3. 肠粉皮铺开，放入鲜虾、韭黄，卷成卷。
4. 蒸锅中注水烧开，放入肠粉，加盖，用大火蒸10分钟至肠粉熟透即可。

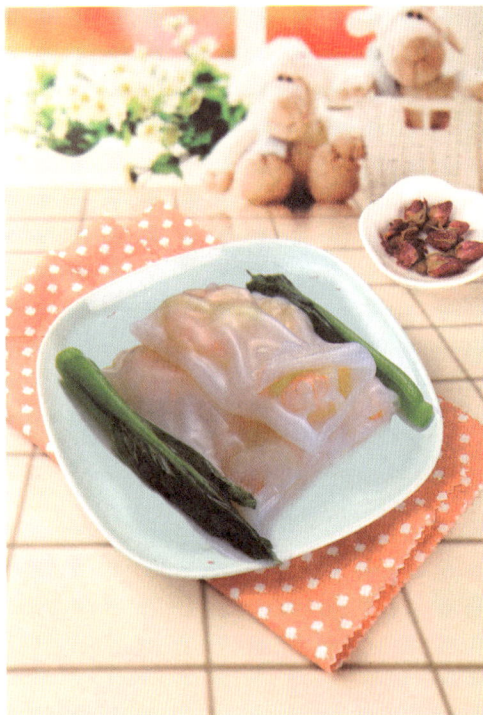

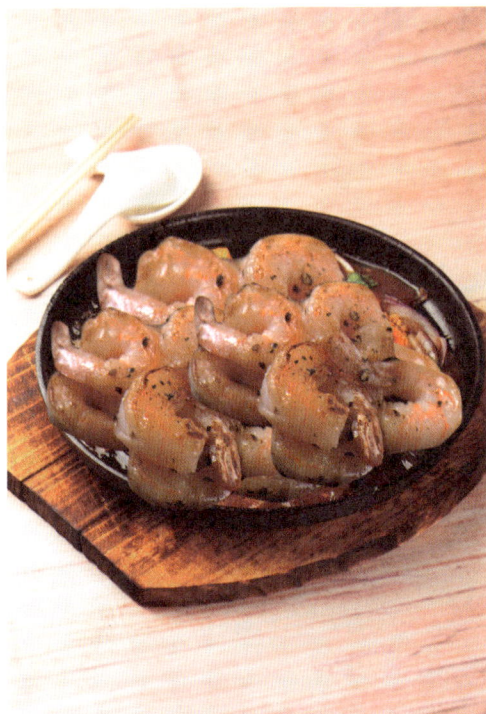

铁板虾仁

🥟 材料

虾仁100克，盐2克，胡椒粉3克，酱油5毫升，料酒5毫升，食用油适量

🍲 做法

1. 虾仁去掉虾线，洗净，放入碗中。
2. 虾中倒入料酒、酱油、盐、少许胡椒粉，搅拌均匀，待用。
3. 铁板烧热，扫上一层食用油，倒入腌好的虾仁，煎至两面熟透，再撒上剩下的胡椒粉即可。

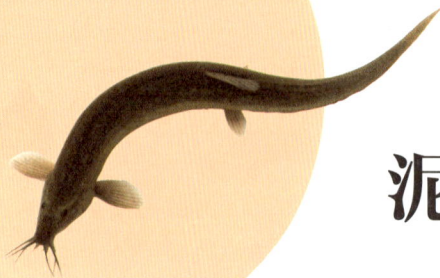

泥鳅

性味归经

性平，味甘。入脾、肝经。

主 要 营 养 成 分

蛋白质、脂肪
糖类、矿物质

调理关键

泥鳅含有丰富的蛋白质，还含有脂肪、糖类、钙、磷、铁、维生素A等营养物质。泥鳅具有补脾利湿的功效，可以减轻水肿和减少蛋白质的流失，从而辅助养气和补肝。

食疗作用

泥鳅亦称鳅鱼，其肉质细嫩，营养价值高，被誉为"水中人参"，具有暖脾胃、祛湿、疗痔、壮阳、止虚汗、补中益气、强精补血之功效，是治疗急慢性肝病、阳痿、痔疮等的辅助佳品。此外，泥鳅皮肤中分泌的黏液即所谓的"泥鳅滑液"，有较好的抗菌、消炎作用，对小便不通、热淋便血、痈肿、中耳炎有很好的食疗作用。

选购保存

宜选择鲜活、无异味的泥鳅。保存时，可把新买回的活泥鳅用清水漂一下，捞起放进一个不漏气的塑料袋里（袋内先装一点水），将袋口用橡皮筋或细绳扎紧，放进冰箱的冷冻室里冷冻。

应用指南

❶ 用于肝硬化的调理：活泥鳅放清水中，养1天，使其排净肠内废物，次日，把泥鳅放在干燥箱内烘干或焙干，研为末装瓶。每日3次，每次10克，温开水送服。15天为一疗程，最长服用四个疗程。

❷ 用于肝郁脾虚型肝硬化的调理：泥鳅500克，去鳃及内脏，洗净，加盐少许（腹腔积液明显者不加），加水适量，清炖至五成熟，加入豆腐250克，再炖至泥鳅熟烂即可。此汤可疏肝理气、健脾利湿，主治肝郁脾虚型肝硬化，症见肝区疼痛、食欲不振、倦怠乏力等。

花生瘦肉泥鳅汤

🍲 材料

花生仁200克，瘦肉300克，泥鳅350克，姜片少许，盐3克，胡椒粉2克

🍚 做法

1. 处理好的瘦肉切成块，放入沸水锅中，氽去血水杂质，捞出，沥干水分待用。
2. 砂锅中注水烧热，倒入瘦肉、花生仁、姜片，搅拌片刻，烧开后转小火煮1小时，倒入处理好的泥鳅，加入盐、胡椒粉，搅匀调味，再续煮5分钟，使食材入味即可。

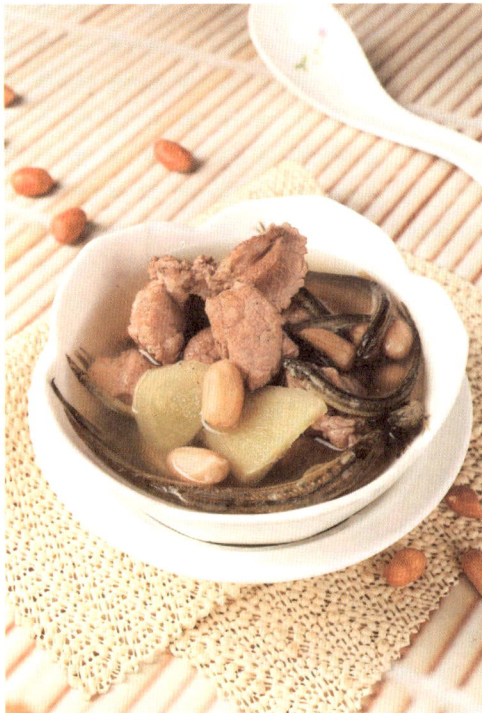

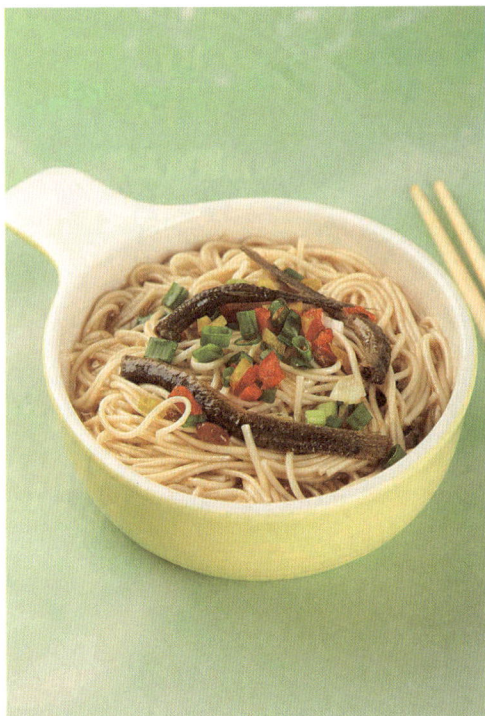

泥鳅面

🍲 材料

面条90克，泥鳅65克，黄豆酱20克，葱花、彩椒粒、盐、料酒、食用油各适量

🍚 做法

1. 将泥鳅处理干净，切去头部，去除内脏，待用。
2. 热锅注油烧热，放入泥鳅，炸1分钟呈微黄色，捞出，沥干油待用。
3. 锅底留油烧热，倒入黄豆酱炒香，放入泥鳅拌匀，淋入料酒炒香，注入适量清水，调大火煮至沸，放入面条，加盐，煮5分钟至面条熟软，盛出，撒上葱花、彩椒粒即可。

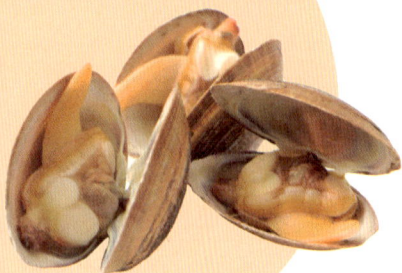

蛤蜊

性味归经

性寒，味咸。入胃经。

主 要 营 养 成 分
代尔太 7- 胆固醇
24- 亚甲基胆固醇

调理关键

蛤蜊肉及其他贝类软体动物中，含具有降低血清胆固醇作用的代尔太7-胆固醇和24-亚甲基胆固醇，它们兼有抑制胆固醇在肝脏合成和加速排泄胆固醇的独特作用，从而使体内胆固醇下降，防治脂肪肝。

食疗作用

蛤蜊肉质鲜美无比，被称为"天下第一鲜""百味之冠"，而且它的营养也比较全面，含有蛋白质、脂肪、糖类、铁、钙、磷、碘、维生素等多种营养成分。蛤蜊中还含有一种叫蛤素的物质，有抑制肿瘤生长的抗癌功效。蛤蜊低热量、高蛋白、低脂肪，能防治中老年人慢性病，实属物美价廉的海产品。

选购保存

购买时检查一下蛤蜊的壳，要选壳紧闭的，否则有可能是死蛤蜊。把蛤蜊放入容器中，加一点水，盖上湿毛巾，放入冰箱冷藏，可保存2~3天。

应用指南

❶ 用于黄疸型肝炎调理：鸡蛋5个，蛤蜊肉250克，蛤蜊肉洗净放碗内，加入适量的生姜、葱、黄酒拌匀，腌渍一会儿，将鸡蛋打散，加适量水、味精、盐、猪油拌匀，倒入盛蛤蜊肉的碗内，上笼蒸熟即可。此品具有滋阴润燥、利水软坚、祛湿退黄的功效。

❷ 用于合并甲状腺肿大的肝病患者的调理：蛤蜊肉200克，加水适量，以小火煮熟，稍加食盐调味，饮汤吃肉。本方源于《嘉祐本草》，能"润五脏，止消渴，开胃"，或用以软坚散结。现代研究也表明，此品对于防治甲状腺肿大、预防肝硬化等都有明显效果。

炭烤蛤蜊

🍲 材料

蛤蜊200克，烧烤粉5克，盐3克，胡椒粉2克，食用油适量

🥄 做法

1. 用夹子把洗净的蛤蜊放在烧烤架上，用大火烤至蛤蜊开口。
2. 在蛤蜊肉上撒适量盐、烧烤粉、胡椒粉，再刷上适量食用油，烤3分钟至熟即可。

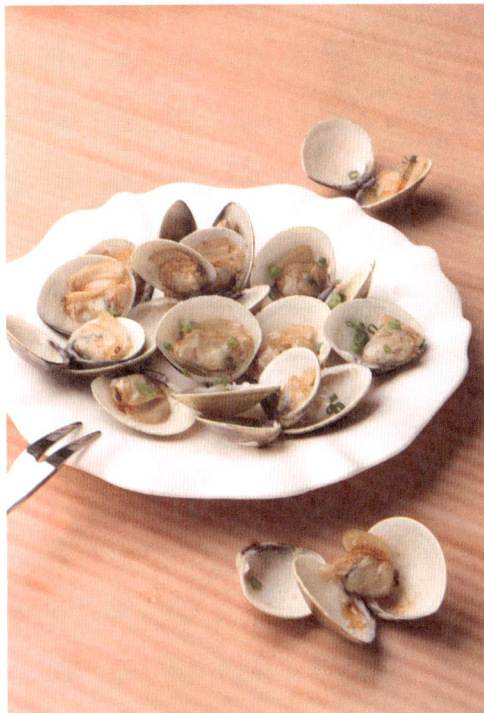

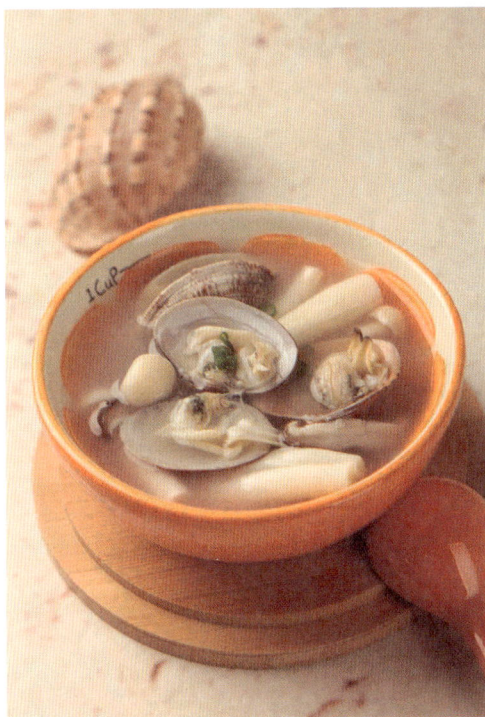

双菇蛤蜊汤

🍲 材料

蛤蜊150克，白玉菇段、香菇块各100克，姜片、葱花各少许，鸡粉、盐、胡椒粉各2克

🥄 做法

1. 锅中注入适量清水烧开，倒入洗净切好的白玉菇、香菇。
2. 倒入备好的蛤蜊、姜片，搅拌均匀，盖上盖，煮2分钟。
3. 揭开盖，放入鸡粉、盐、胡椒粉，拌匀调味。
4. 盛出煮好的汤，装入碗中，撒上葱花即可。

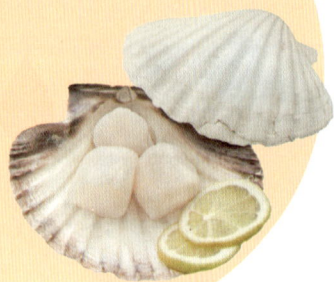

扇贝

性味归经

性寒，味咸。入胃经。

主要营养成分

蛋白质、B 族维生素
微量元素

调理关键

扇贝富含蛋白质，热量低且不含饱和脂肪，有利于肝细胞的再生和修复，并提高免疫力；还含有维生素及钙、镁等矿物质，有利于凝血因子的补充。

食疗作用

扇贝与海参、鲍鱼并称海鲜中的三大珍品，具有健脑、防治近视的发生与发展、健脾和胃、润肠的功效。扇贝含有丰富的维生素E，能抑制皮肤衰老、防止色素沉着，具有养颜护肤的功效，还能预防癌症，延缓和抑制癌细胞生长、扩散。

选购保存

新鲜贝肉色泽正常且有光泽，无异味，手摸有爽滑感，弹性好；不新鲜贝肉色泽减退或无光泽，有酸味，手感黏，弹性差。鲜活的扇贝不适合放在冰箱长时间保存，最好放入清水中，待扇贝吐尽泥沙后，尽快烹饪。

应用指南

❶ 用于湿热黄疸型肝炎的调理：将玉米须45克、茵陈蒿30克、去壳扇贝120克一齐放入锅内，加清水适量煮熟。此品可清热利湿，用于黄疸型肝炎属湿热者。

❷ 用于急性黄疸型肝炎属湿热者的调理：扇贝肉、车前子、鸡骨草一齐放入锅内，加清水适量炖煮熟即可。此品具有清肝泄热、利湿退黄的作用，用于急性黄疸型肝炎属湿热者，亦可用于钩端螺旋体病之黄疸。脾胃虚寒者不宜饮用本汤。

❸ 用于营养摄入不足的慢性肝病患者的调理：豆腐、扇贝肉、葱、姜、盐各适量。葱姜煸香后倒入扇贝肉炒至出水，加水大火烧开，倒入焯好的豆腐炖熟即可。此品富含蛋白质，可为肝病患者提供均衡营养。

香煎扇贝肉

🥘 材料

大扇贝6只，香菜末适量，生抽2毫升，胡椒粉2克，料酒5毫升，盐少许，食用油适量

🍲 做法

1. 大扇贝取肉弃壳，清洗干净，加入料酒、盐、生抽、胡椒粉，腌渍入味。
2. 煎锅置火上，注入食用油烧热，放入扇贝肉，煎至两面熟透，盛出，撒上香菜末即可。

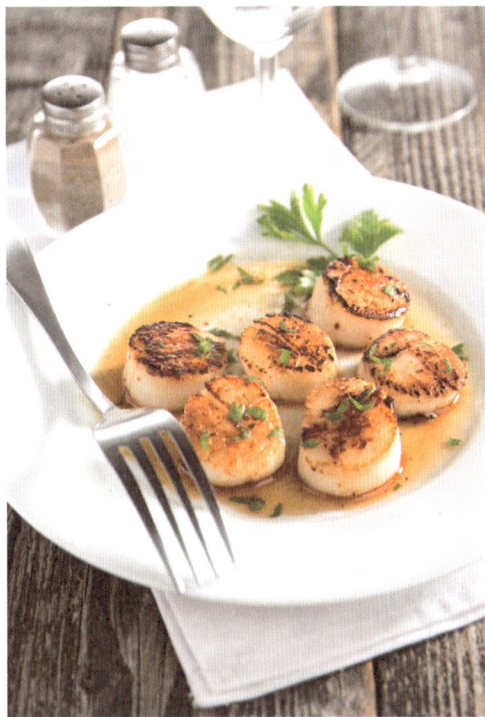

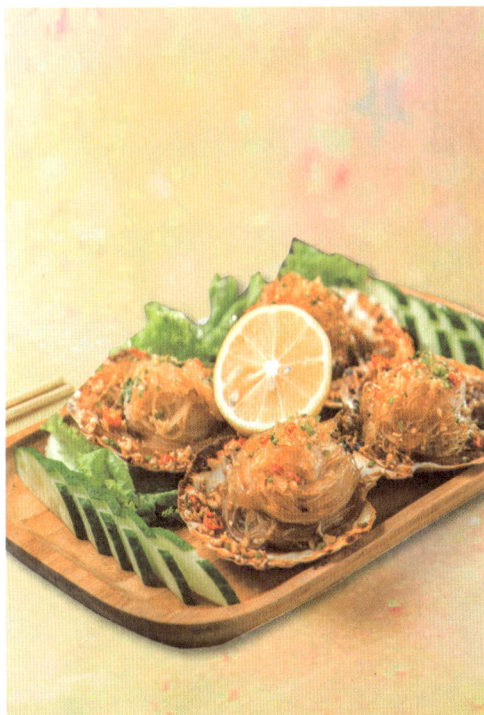

蒜蓉粉丝扇贝

🥘 材料

扇贝4个，水发粉丝50克，大蒜、小米椒、小葱各适量，蚝油5毫升，生抽5毫升，白糖3克，食用油适量

🍲 做法

1. 扇贝处理干净，留一边壳与肉相连；大蒜拍扁切末；小米椒切圈；小葱切末。
2. 取适量粉丝分别放在扇贝肉上面。
3. 起锅热油，倒入蒜末、小米椒圈、葱末爆香，加入蚝油、生抽、白糖炒匀，淋在粉丝上，再将扇贝放入烧开的蒸锅中，大火蒸8分钟即可。

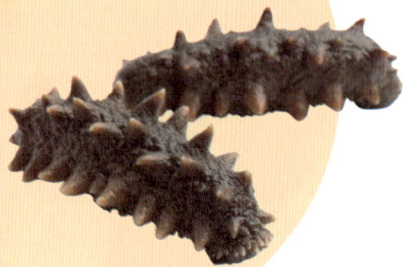

海参

● 性味归经

性温，味甘、咸。归肾、心经。

● 调理关键

海参的蛋白质含量极高，还含有钙、磷、铁、碘、锌等矿物质，以及维生素B_1、维生素B_2等多种维生素，肝病患者食用能提高免疫力，修复损伤的组织细胞，促进肝细胞的再生，滋补肝脏。

● 食疗作用

俗话说"陆有人参，水有海参"，中医认为，海参可以补肾、养血，营养和食疗价值都非常高。它能促进人体发育，提高免疫力，预防皮肤老化，清除体内过量的自由基，调节女性内分泌，美容养颜，延缓衰老等，还具有强大的抗炎作用，可用于防治前列腺炎和尿路感染。

● 选购保存

优质海参参体为黑褐色、鲜亮，呈半透明状，参体内外膨胀均匀，呈圆形，肌肉薄厚均匀，内部无硬心，手持海参的一头，整体颤动有弹性，肉刺完整。发好的海参用凉水浸泡，不要沾油，放入冰箱冷藏室中保存；如是干货，最好放在密封防潮的木箱中。

● 应用指南

❶ 用于早期肝硬化调理：海参500克，白糖500克，珍珠层粉30克，炼蜜250克。将海参泡发加水熬至溶化，加入炼蜜、白糖和珍珠层粉继续熬。熬好后凉凉，盛入瓶内备用。每次1匙，一日3次，开水冲化服下。此品有补肾强体、润燥退黄功效。

❷ 用于肝硬化腹水的调理：鸟不企15克，丹参9克，马鞭草30克，甘草6克，海参100克，料酒、姜、葱、盐各5克，炖汤食用，每日1次。本品具有滋补肝肾、利水除湿的作用，适于肝硬化腹水病人服用。

海参粥

🍚 材料

海参300克，粳米250克，姜丝少许，盐、鸡粉各2克，芝麻油少许

🍲 做法

1. 洗净的海参去除内脏，再切成丝。
2. 锅中注水烧开，放入海参，略煮片刻，捞出汆煮好的海参，装盘待用。
3. 砂锅中注水烧热，倒入洗好的粳米，煮40分钟至粳米熟软。
4. 加入盐、鸡粉拌匀，倒入汆过水的海参，放入姜丝，续煮10分钟至食材入味。
5. 淋入芝麻油，拌匀即可。

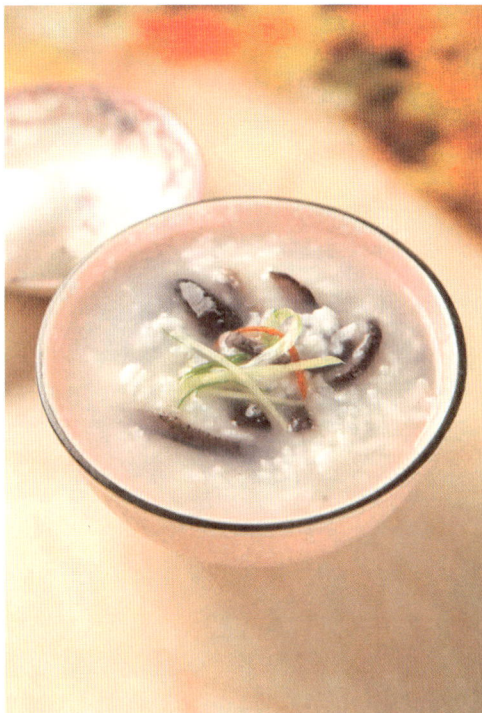

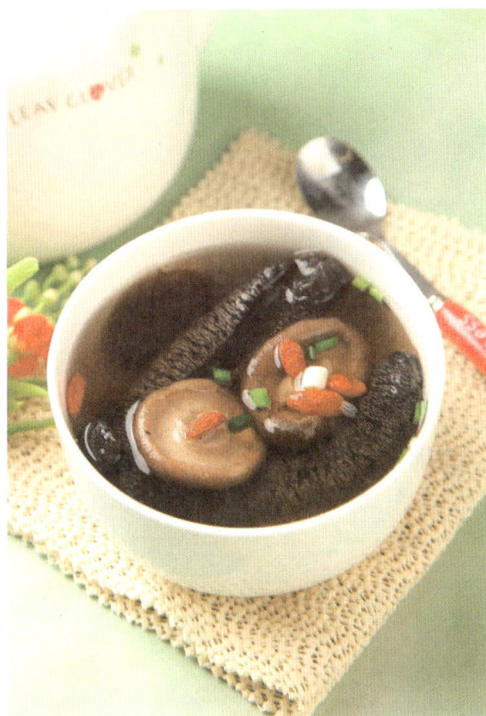

枸杞海参汤

🍚 材料

海参300克，香菇15克，枸杞10克，姜片、葱花各少许，盐2克，鸡粉2克，料酒5毫升

🍲 做法

1. 砂锅中注入适量的清水，大火烧热，放入海参、香菇、枸杞、姜片，淋入料酒，搅拌片刻，盖上锅盖，煮开后转小火煮1小时至熟透。
2. 掀开锅盖，加入盐、鸡粉，搅拌匀煮开，使食材入味。
3. 将煮好的汤盛入碗中，撒上葱花即可。

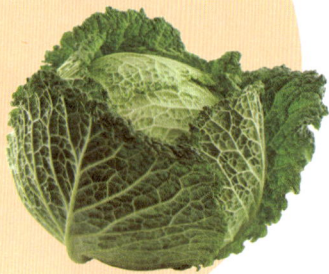

包菜

性味归经

性平，味甘。归脾、胃经。

调理关键

包菜含有丰富的微量元素钼，钼有抑制致癌物亚硝胺合成的作用，可预防肝癌。包菜所含的果胶、纤维素能结合并阻止肠道吸收胆固醇和胆汁酸，可纠正肝功能异常导致的胃酸过多，从而减轻胃黏膜损害。

食疗作用

新鲜的包菜中含有植物杀菌素，可抑菌消炎，对咽喉疼痛、外伤肿痛、蚊叮虫咬、胃痛、牙痛有一定的作用。多吃包菜，还可增进食欲，促进消化，预防便秘。包菜中富含维生素U，对胃溃疡有很好的治疗作用，能加速创面愈合，是胃溃疡患者的最佳食品。包菜含有的热量和脂肪很低，但是维生素、膳食纤维和微量元素的含量却很高，是一种不错的减肥食物。

选购保存

结球紧实、修整良好，无老帮、焦边、侧芽萌发，无病虫害损伤的包菜为佳。宜冷藏。

应用指南

❶ 用于合并胃溃疡的肝病患者调理：包菜500克洗净，用纱布绞取汁1茶杯，加温水，调入白糖拌至溶化，一次饮完。肝功能异常易导致胃酸紊乱，胃酸过多易形成胃溃疡。此品对早期胃及十二指肠溃疡疗效较好，能促进溃疡面的愈合。

❷ 用于合并便秘的慢性肝病患者调理：250克包菜洗净，切成小块。炒锅烧热后倒入食油，炒至七分熟，加入盐，煮至熟烂，即可减少包菜过硬对胃肠道的刺激。

❸ 用于合并骨质疏松的肝炎患者调理：将200克包菜洗净，切成条状，放进沸水中焯熟烂，沥干后装盘，加入香油、盐、黑芝麻拌食。此品富含维生素、钙，以及具有抗癌作用的吲哚类化合物，能防治骨质疏松症，还有防癌的功效。

包菜甜椒粥

材料

水发大米65克，黄彩椒、红彩椒各50克，包菜30克

做法

1. 洗净的包菜切碎；彩椒切丁。
2. 砂锅中注水，倒入泡好的大米，加盖，用大火煮开后转小火煮30分钟至食材熟软。
3. 揭盖，倒入切丁的红、黄彩椒，再倒入包菜碎，搅匀，加盖，煮约5分钟至彩椒熟软。
4. 关火后盛出煮好的粥，装碗即可。

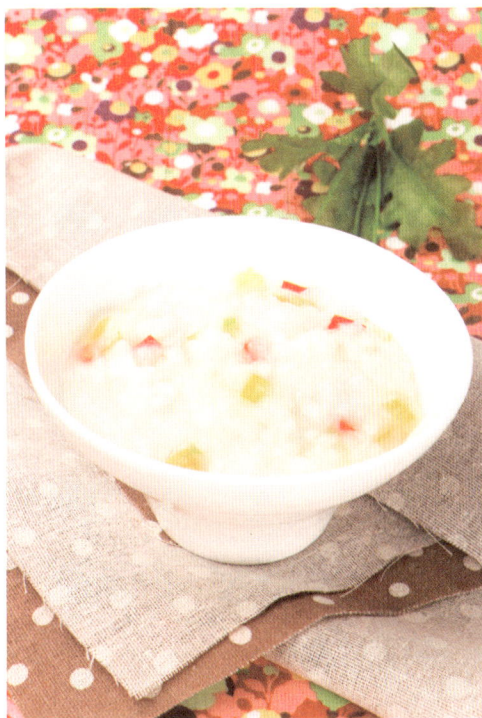

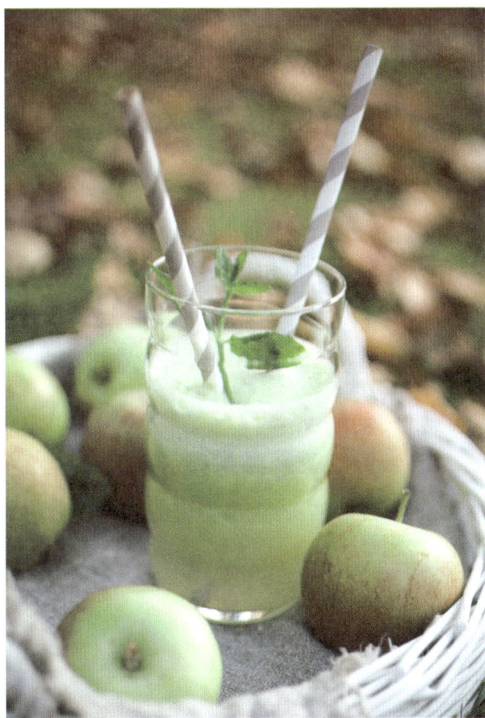

苹果包菜蜂蜜汁

材料

包菜30克，苹果50克，蜂蜜少许

做法

1. 将包菜洗净，撕成大块；苹果去皮，去核，切丁。
2. 将以上材料放入榨汁机中，加入适量冷开水搅打成汁，倒入杯中。
3. 最后加入蜂蜜，调匀即可。

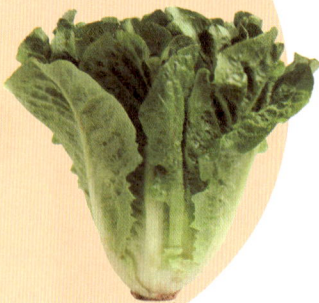

生菜

● 性味归经

性凉，味甘。归心、肝、胃经。

● 调理关键

生菜是一种低脂肪、低胆固醇、多维生素、多纤维素的蔬菜，对脂肪肝、高血脂有明显的预防作用，还能破坏病菌的核酸，促进体内攻击病菌的干扰素的制造，提高免疫力，对肝病患者有益。

● 食疗作用

生菜具有清热安神、清肝利胆、养胃的功效。生菜富含维生素、膳食纤维、莴苣素和矿物质，尤以维生素A、维生素C、钙、磷的含量较高，适宜胃病患者、维生素C缺乏者、减肥者、高胆固醇患者、神经衰弱者、肝胆病患者食用，生食、常食还有利于女性保持苗条的身材。

● 选购保存

生菜以菜叶颜色青绿、茎部呈干净白色、无虫蛀为佳。储存时，将生菜的菜心摘除，然后用湿润的纸巾塞入菜心处让生菜吸收水分，等到纸巾较干时将其取出，再将生菜装入保鲜袋中，放入冰箱冷藏。

● 应用指南

❶ 用于急性传染性肝炎调理：烧一锅水，加入少许姜丝、食用油，待水开后下入生菜、焯好的猪肝、枸杞，煮熟即可。猪肝中含维生素C和微量元素硒，能提高人体的免疫力，抑制肿瘤细胞的产生。

❷ 用于急慢性肝炎的调理：加入蚝油、盐、生抽、芝麻油，调汁待用，炒锅热油，放入蒜末爆香，将调味汁倒入锅中，熬至黏稠时倒在焯过的生菜上即可。此品可促进血液循环、抗病毒、预防肝病。

❸ 用于脂肪肝患者调理：生菜适量，洋葱1个，西红柿1个，青椒、黄椒各适量。所有材料放进锅中焯水，沥干，加调料拌食。

虾皮肉末生菜粥

🍚 材料

虾皮15克，肉末50克，生菜80克，水发大米90克，盐、生抽各少许

🍲 做法

1. 把洗净的生菜切丝；洗好的虾皮剁成末。
2. 锅中注水烧开，倒入洗净的大米，下入虾皮，搅匀，烧开后用小火煮30分钟至大米熟软。
3. 放入切好的肉末搅拌匀，放入盐、生抽。
4. 放入切好的生菜，拌匀煮沸即可。

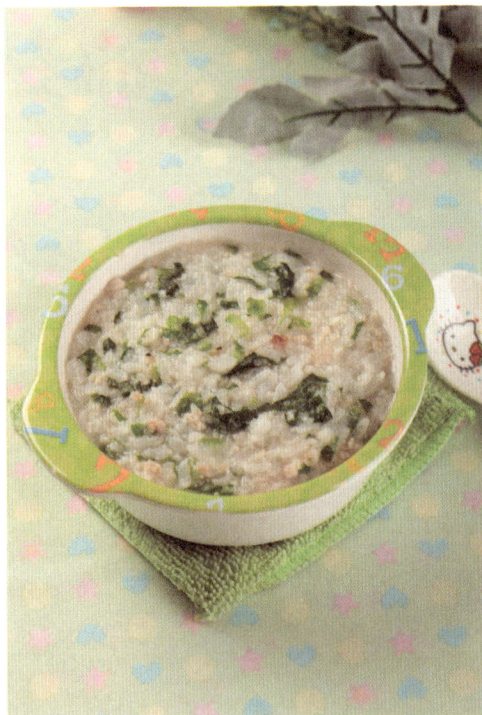

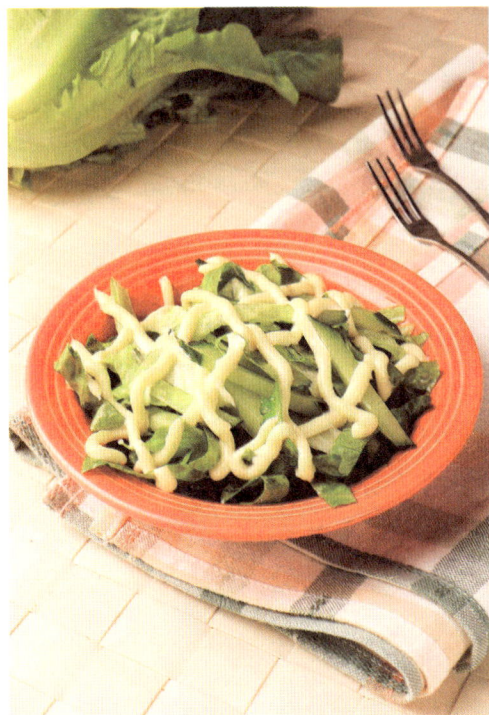

黄瓜生菜沙拉

🍚 材料

黄瓜85克，生菜120克，盐1克，沙拉酱、橄榄油各适量

🍲 做法

1. 洗好的生菜切成丝；洗净的黄瓜切成片，再切丝。
2. 将黄瓜丝、生菜丝装入碗内，放入盐、橄榄油，搅拌片刻。
3. 将拌好的沙拉装入盘中，淋上适量的沙拉酱即可。

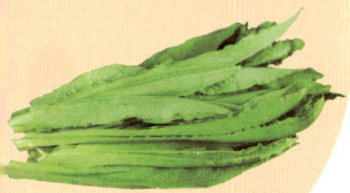

油麦菜

● 性味归经

性寒凉，味甘、微苦。归胃经。

主 要 营 养 成 分
矿物质
维生素

● 调理关键

油麦菜含有大量维生素A、维生素B$_1$、维生素B$_2$和钙、铁等营养成分，是生食蔬菜中的上品，有"凤尾"之称。油麦菜能保护肝脏，促进胆汁形成，防止胆汁淤积，可有效预防胆汁性肝硬化。

● 食疗作用

油麦菜具有降低胆固醇、治疗神经衰弱、清燥润肺、化痰止咳等功效，是一种低热量、高营养的蔬菜。油麦菜中含有甘露醇等有效成分，有利尿和促进血液循环的作用。因其茎叶中含有莴苣素，故味微苦，具有镇痛催眠功效，可以将其榨成汁，睡前饮用。油麦菜所含的膳食纤维和维生素C，可消除体内的多余脂肪，故又称"减肥蔬菜"，可以选择凉拌或是清炒等方法食用。

● 选购保存

油麦菜宜选叶片鲜嫩、无斑点的，以用手掰断脆嫩多汁者为佳。将油麦菜洗干净后，用纸包好，直接放入冰箱冷藏即可。

● 应用指南

❶ 用于慢性肝炎患者调理：水发紫菜50克，河虾50克，油麦菜250克。油锅爆香葱花，再下入河虾，烹入料酒，随即下入焯水的油麦菜、紫菜翻炒调味，淋上香油即可。此品富含维生素及钙，可改善肝病患者的肝功能。

❷ 用于脂肪肝的调理：将腌好的鲑鱼片300克卷入莴笋条、胡萝卜条，用烫软的韭黄扎好，鲑鱼卷泡上嫩油。将油麦菜240克用高汤烫熟，摆放入盘中，放上鲑鱼卷即可。此品含有丰富的脂溶性维生素、矿物质、纤维素，可调节身体功能，有益于体内各种蛋白质、糖类、脂质及胆固醇的消化。

芝麻酱拌油麦菜

🍄 材料

油麦菜240克，芝麻酱35克，熟芝麻5克，枸杞、蒜末各少许，盐2克，鸡粉2克

🥣 做法

1. 将洗净的油麦菜切成段，装入盘中，待用。
2. 锅中注水烧开，放入油麦菜，煮至熟软后捞出，沥干水分，待用。
3. 将油麦菜装入碗中，放上蒜末、熟芝麻、芝麻酱、盐、鸡粉，拌至入味。
4. 取一个干净的盘子，盛入拌好的食材，撒上洗净的枸杞，摆好盘即可。

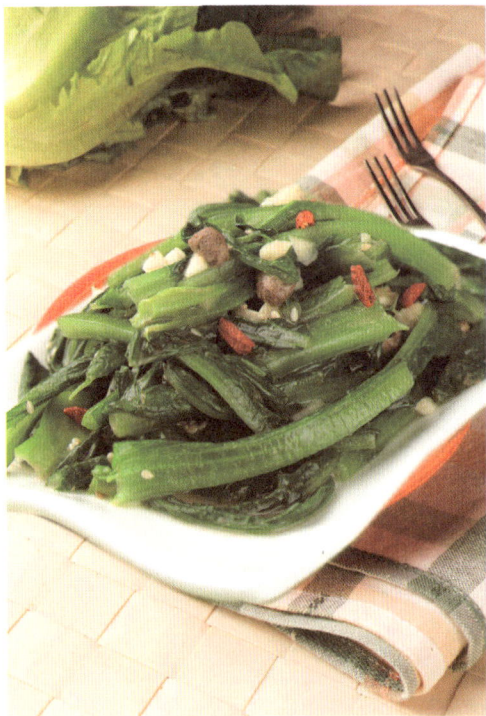

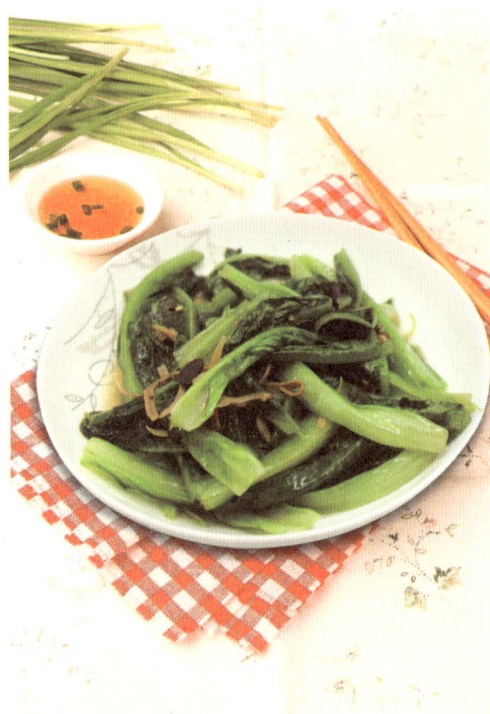

丁香鱼豆豉油麦菜

🍄 材料

油麦菜400克，水发丁香鱼50克，豆豉少许，蒜末适量，盐2克，生抽5毫升，食用油适量

🥣 做法

1. 油麦菜洗净，切成长段；豆豉洗净，待用。
2. 用油起锅，放入蒜末爆香，倒入油麦菜段炒至软，倒入丁香鱼和豆豉，翻炒一会儿，下入盐、生抽，快速翻炒至入味即可。

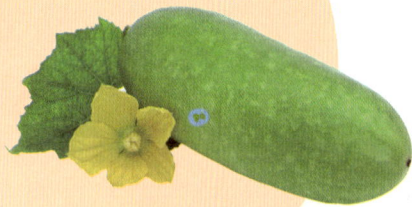

冬瓜

性味归经

性寒，味甘。归肺、大肠、小肠、膀胱经。

主要营养成分
维生素
腺嘌呤

调理关键

冬瓜富含多种维生素、腺嘌呤等，具有利水消肿、减肥降脂、保肝护肝的功效，可减轻肝硬化腹水引起的不适症状，还可用于脂肪肝、酒精肝患者的日常调理。

食疗作用

冬瓜具有清热解毒、利水消痰、除烦止渴、祛湿解暑的功效，适用于心胸烦热、小便不利、肺痈咳喘、肝硬化腹水、高血压等症，亦可治疗水肿、暑热、痔疮等症。冬瓜如带皮煮汤喝，可起到消肿利尿、清热解暑作用。

选购保存

皮较硬、肉质密、种子成熟变成黄褐色的冬瓜口感较好。买回来的冬瓜如果吃不完，可用一块比较大的保鲜膜覆在冬瓜的切面上包好，可保存3~5天。

应用指南

❶ 用于贫血的丙肝肝硬化患者调理：冬瓜750克，仔鸭350克，水发香菇50克，姜片12克，葱段10克，高汤250毫升，味精、盐适量，料酒少许，加适量清水煲汤食用。肝腹水是丙肝肝硬化最突出的临床表现，此品可补充蛋白质，纠正低蛋白血症，冬瓜富含的钾元素还可以帮助改善水钠潴留情况，利尿消肿。

❷ 用于肝硬化腹水辅助食疗：冬瓜皮15~30克，生姜片20克。将冬瓜皮、生姜片洗净，加适量水煎服，当汤饮用。此方有清热、利水、消肿的作用，可作为肝硬化腹水的辅助食疗菜品。

冬瓜排骨汤

🍚 材料

去皮冬瓜200克，排骨500克，姜片少
许，盐3克，鸡粉3克，胡椒粉5克，料酒
少许

🍲 做法

1. 将去皮洗净的冬瓜切块，装盘备用。
2. 洗净的排骨斩成段，装入盘中。
3. 锅中加适量清水，倒入排骨，大火加
   热煮沸，汆去血水。
4. 将汆煮好的排骨捞出备用。
5. 砂锅中另加适量清水烧开，倒入排
   骨、姜片、冬瓜。
6. 淋入料酒，加入盐、鸡粉、胡椒粉，
   小火炖1小时即可。

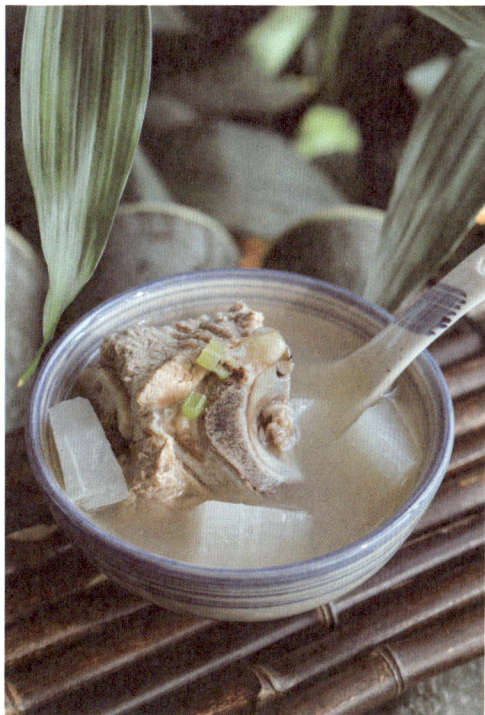

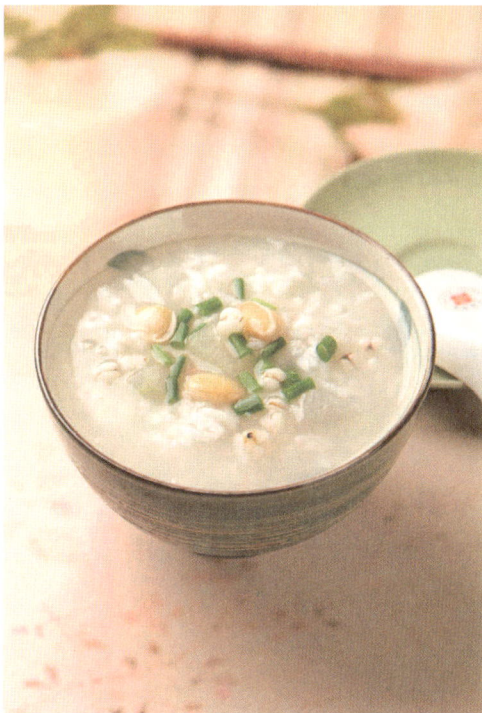

扁豆薏米冬瓜粥

🍚 材料

水发大米200克，水发白扁豆80克，水
发薏米100克，冬瓜50克，葱花少许，
盐2克，鸡粉3克

🍲 做法

1. 洗净去皮的冬瓜切成小块。
2. 砂锅中注入适量清水，倒入备好的白
   扁豆、薏米、大米，用大火煮开后转
   小火煮1小时至食材熟透。
3. 放入冬瓜，续煮15分钟，放入盐、鸡
   粉调味，盛入碗中，撒上葱花即可。

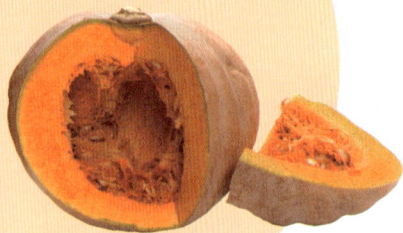

南瓜

● 性味归经

性温，味甘。归脾、胃经。

主 要 营 养 成 分
膳食纤维
糖类

● 调理关键

南瓜富含膳食纤维，可以辅助排便，并降低血液中胆固醇及葡萄糖的含量；其含有的糖类又可为身体补充充足的能量，能帮助肝脏功能恢复，促进肝细胞的修复和再生。但南瓜易引起黄疸，不适合黄疸型肝炎患者食用。

● 食疗作用

南瓜具有补中益气、消炎止痛、化痰排脓、解毒杀虫、生肝气、益肝血、保胎的功能。南瓜中的膳食纤维可以促进肠胃蠕动，帮助食物消化，同时其中的果胶可以让我们的身体免受粗糙食品的刺激，保护胃肠道黏膜。南瓜中丰富的类胡萝卜素在体内可转化成维生素A，对上皮组织的生长分化、维持正常视觉、促进骨骼的发育有着重要影响。

● 选购保存

应挑选外形完整、瓜梗蒂连着瓜身的新鲜南瓜。南瓜切开后，可将南瓜子去掉，用保鲜袋装好后放入冰箱冷藏保存。

● 应用指南

❶ 用于慢性肝炎调理：南瓜去蒂，用机器将南瓜粉碎成稀浆，用过滤网过滤，待滤液自然沉淀后，次日倾尽清水，取出晒干，并压碎成粉备用。每日冲食数次，可经久食用，对治慢性肝炎、肝硬化、肾炎及糖尿病有很好的疗效。

❷ 用于肝功能不全患者调理：南瓜100克，紫菜10克，虾皮20克，鸡蛋1个，调料适量，煮汤食用。此品可滋补肝肾、提高免疫力，适宜于肝功能不全的肝病患者，有助于肝功能的恢复。

薏米大麦南瓜饭

材料
薏米50克，大麦50克，去皮南瓜100克，去皮山药100克

做法
1. 薏米、大麦分别淘洗净，加清水浸泡3小时，捞出沥干水。
2. 南瓜、山药分别洗净，切小丁备用。
3. 电饭煲中加入泡好的薏米、大麦，加入适量清水，倒入南瓜丁、山药丁，盖上盖，按下煮饭键，待饭熟即可。

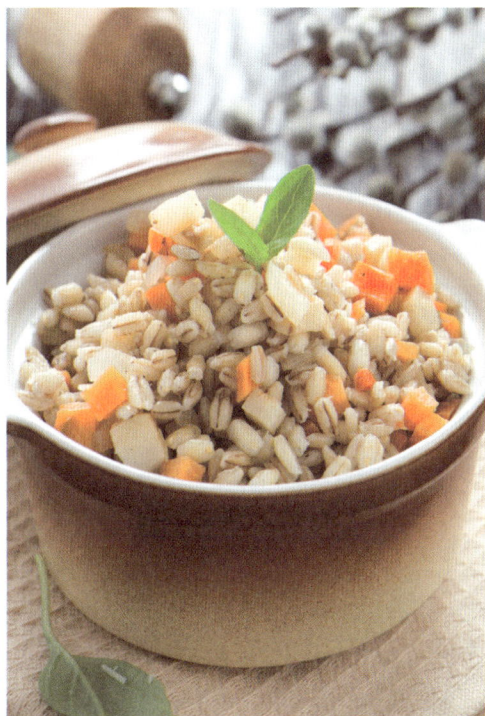

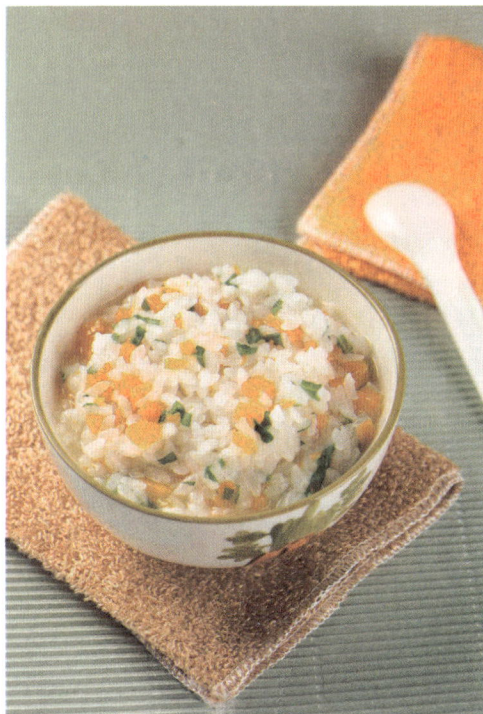

南瓜拌饭

材料
南瓜90克，芥菜叶60克，水发大米150克，盐少许

做法
1. 把去皮洗净的南瓜切成粒；洗好的芥菜叶切成粒。
2. 将大米、南瓜倒入碗中，加入适量清水，放入烧开的蒸锅中，用中火蒸20分钟至食材熟透，取出待用。
3. 汤锅中注入适量清水烧开，放入芥菜叶，煮沸，倒入蒸好的大米和南瓜，搅拌均匀。
4. 加入盐调味即可。

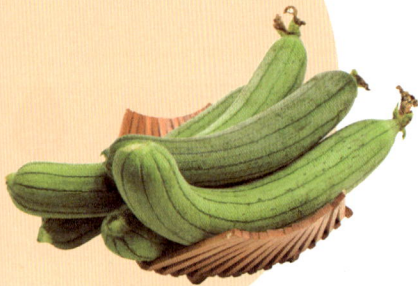

丝瓜

● 性味归经

性凉，味甘。归肝、胃经。

● 调理关键

丝瓜富含蛋白质，有助于肝细胞的再生和修复，有利于提高免疫力；所含的维生素C有抗病毒作用；所含的B族维生素有助于维持肝功能正常，增进食欲，适合各种类型的肝病患者常食。

● 食疗作用

丝瓜有清暑凉血、解毒通便、祛风化痰、润肌美容、通经络、行血脉、下乳汁、调经等功效，还能用于治疗身热烦渴、痰喘咳嗽、肠风痔漏、崩漏带下、血淋、痔疮痈肿、产妇乳汁不下等病症。体虚内寒、腹泻者忌食。

● 选购保存

丝瓜以头尾粗细均匀、表皮为嫩绿色或淡绿色的为佳。丝瓜不宜久藏，可先切去蒂头，再用纸包起来放入冰箱冷藏。切去蒂头可以延缓老化，包纸可以避免水分流失，建议在2~3天内吃完。

● 应用指南

❶ 用于脂肪肝患者的调理：丝瓜1条，荔枝12枚，西红柿1个。平底锅倒入少许食用油烧热，放入丝瓜稍炒软，加入西红柿块一同翻炒至熟软，加入荔枝肉，稍翻炒片刻即可。此品具有利尿消炎、养肝降脂、养心安神的功效。

❷ 用于急性肝炎患者调理：在煮丝瓜汤的同时，放入处理好的泥鳅数条，煮熟后调味食用。本品对急性肝炎食疗效果良好，长期服用对慢性肝炎、肝硬化也有效果。

❸ 用于痰喘咳嗽、热痢、黄疸患者：丝瓜250克，去皮洗净切片。锅置火上，放油少许，烧至六成热，倒入丝瓜煸炒，待丝瓜熟时加盐少许，调味即可。此菜肴清淡可口，具有清热利湿、化痰止咳的作用。

丝瓜炒油条

🍅 材料

丝瓜500克，油条70克，胡萝卜丝少许，蒜末适量，盐3克，鸡粉3克，蚝油5毫升，水淀粉适量，食用油适量

🍲 做法

1. 洗净的丝瓜去皮，切成块；油条切成长短等同的段。
2. 锅置旺火上，注油烧热，倒入蒜末、胡萝卜丝爆香，倒入丝瓜炒匀，加入少许清水，翻炒片刻。
3. 倒入油条段，炒至熟软，加入盐、鸡粉、蚝油、水淀粉，快速拌炒至食材入味即可。

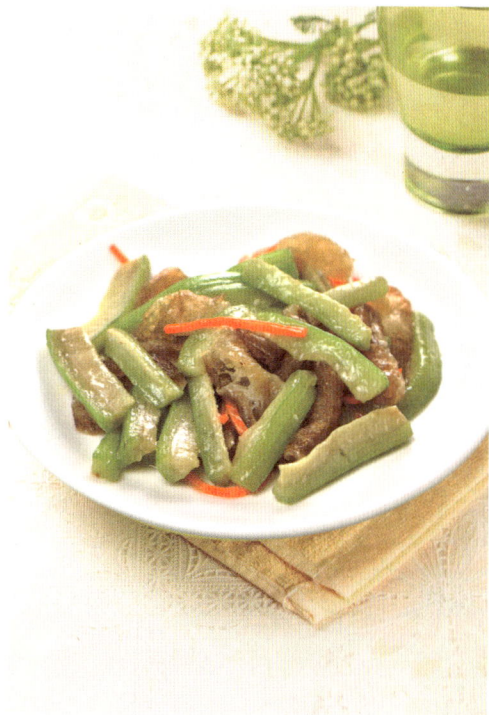

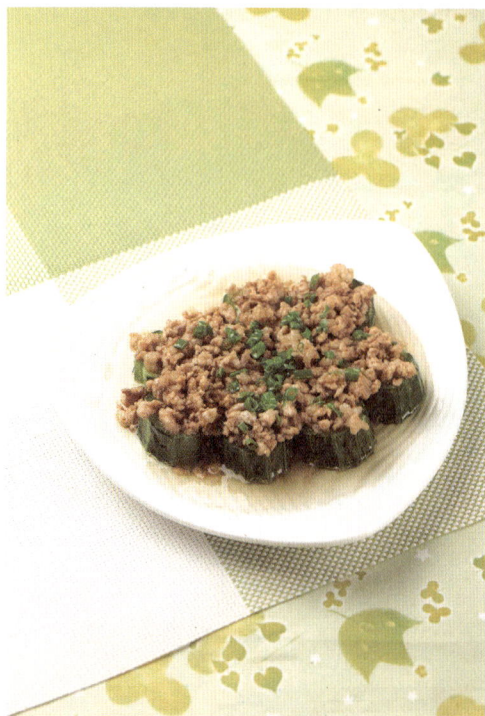

肉末蒸丝瓜

🍅 材料

肉末80克，丝瓜150克，葱花少许，盐、鸡粉、老抽各少许，生抽、料酒各2毫升，水淀粉、食用油各适量

🍲 做法

1. 将洗净去皮的丝瓜切成段，备用。
2. 用油起锅，倒入肉末，炒至变色，淋入料酒，炒香炒透。
3. 再倒入生抽、老抽、鸡粉、盐炒匀，倒入水淀粉，炒匀，制成酱料。
4. 取一个蒸盘，摆放好丝瓜段，上面铺匀酱料，放入蒸锅中蒸5分钟取出，趁热撒上葱花，浇上热油即可。

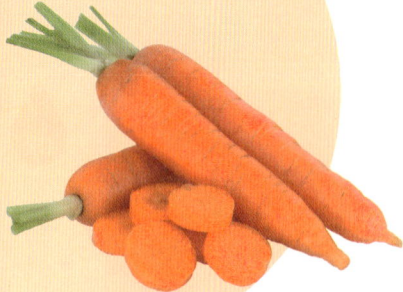

胡萝卜

性味归经

性平，味甘、涩。归心、肺、脾、胃经。

主要营养成分

| 糖类、B族维生素 |
| 维生素C、胡萝卜素 |

调理关键

胡萝卜富含胡萝卜素，亦含挥发油，能提高肝病病人体内的维生素含量，间接预防癌症的发生；所含的维生素C及B族维生素可抗病毒，维持肝功能正常，可用于各类型肝炎患者，但有黄疸的肝炎患者宜少食。

食疗作用

胡萝卜不仅具有降脂、降压、强心作用，而且含有大量的胡萝卜素，进入人体后，在肝脏及小肠黏膜内经过酶的作用，其中50%转变成维生素A，能起到补肝明目的作用，可治疗夜盲。胡萝卜素还有造血、补血功能，可以改善贫血症。维生素A还是骨骼正常发育的必需物质。胡萝卜中含有的植物纤维能增加胃肠蠕动，促进新陈代谢，通便防癌。

选购保存

选根粗大、心细小、表面光泽、感觉沉重、质地脆嫩、外形完整的胡萝卜为佳。将胡萝卜加热，放凉后装入容器，冷藏可保鲜5天，冷冻可保鲜2个月左右。

应用指南

❶ 用于肝硬化患者调理：黄瓜根12克，猪肝150克，胡萝卜100克，洋葱50克，鸡骨汤150毫升，奶油适量，熬成糊状，可佐餐食用，每天1~2次，每次150~200克。本品可强壮肝脏，主要适用于慢性肝炎、肝硬化的辅助治疗。

❷ 润燥安神、明目护眼：胡萝卜1000克，土豆1个，葱1根，鲜奶油100克，香菜10克，盐3克，胡椒粉2克，鸡汤适量。将胡萝卜、土豆洗净去皮，切成小块；葱洗净，切段；香菜洗净，切末。坐锅点火，加入鸡汤、胡萝卜块、土豆块、葱段焖煮20分钟后，置于榨汁机内打成汁，取出，撒上香菜末，浇上鲜奶油，加盐、胡椒粉调好味，放入冰箱冰镇约半小时，即可取出食用。

胡萝卜糊

材料

胡萝卜碎100克，粳米粉80克

做法

1. 备好榨汁机，倒入胡萝卜碎，注入清水，盖好盖，榨出胡萝卜汁。
2. 把粳米粉装入碗中，倒入榨好的汁水，边倒边搅拌，调成米糊。
3. 奶锅置于旺火上，倒入米糊，拌匀，用中小火煮2分钟，使食材呈浓稠的黏糊状即可。

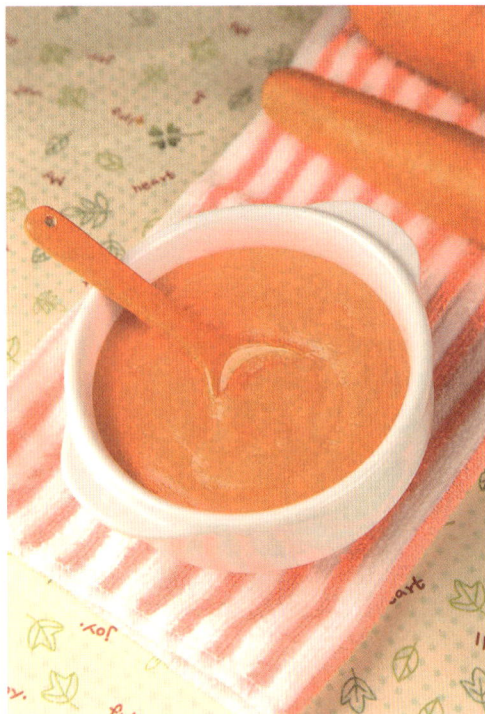

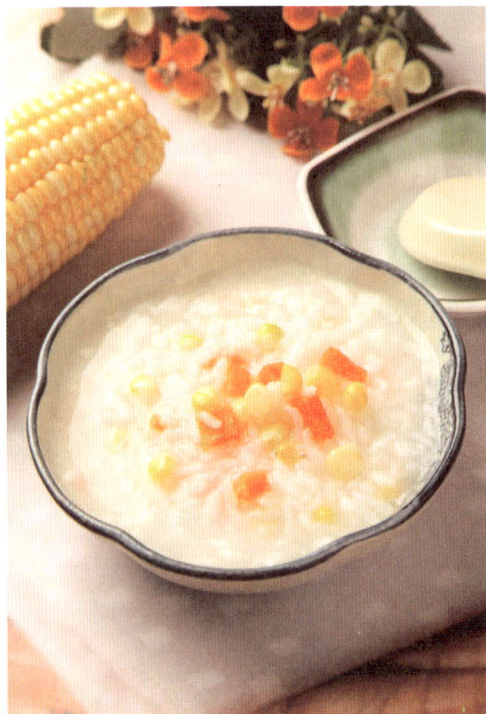

玉米胡萝卜粥

材料

玉米粒250克，胡萝卜240克，水发大米250克

做法

1. 砂锅中注入适量的清水，大火烧开。
2. 倒入备好的大米、胡萝卜、玉米粒，搅拌片刻。
3. 盖上锅盖，煮开后转小火煮30分钟至熟软。
4. 掀开锅盖，持续搅拌片刻，将煮好的粥盛入碗中即可。

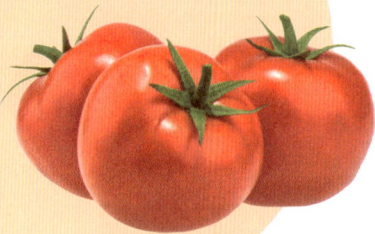

西红柿

主 要 营 养 成 分

番茄红素
纤维素

● 性味归经

性凉,味甘、酸。归肺、肝、胃经。

● 调理关键

西红柿中所含的大量纤维素,有利于各种毒素的排出,可以减轻肝脏排毒代谢的负担。西红柿中所含的番茄红素是很强的抗氧化剂,具有防癌、抗癌作用,还可以帮助消化、利尿,对于乙型肝炎患者有良好的调理作用。

● 食疗作用

西红柿具有止血、降压、利尿、健胃消食、生津止渴、清热解毒、凉血平肝的功效,适合发热、口渴、食欲不振、习惯性牙龈出血、贫血、头晕、心悸、高血压、急慢性肝炎、急慢性肾炎、夜盲和近视患者食用,可预防宫颈癌、膀胱癌、胰腺癌等。另外,还能美容和治愈口疮。

● 选购保存

西红柿以个大、饱满、色红成熟、紧实者为佳。常温下置通风处能保存3天左右,放入冰箱冷藏可保存5~7天。

● 应用指南

❶ 用于慢性肝炎患者调理:瘦牛肉150克,西红柿25克,盐1克,白糖5克,食用油10克。西红柿切块,牛肉切薄片,加食用油、盐、白糖调味,同煮熟。本品具有平肝益血、健胃消食、养肝补脾的功效。

❷ 用于脂肪肝患者调理:取西红柿200克,酸牛奶200克,将西红柿洗净后用温水浸泡片刻,连皮切碎,在榨汁机中搅拌1分钟后,加酸牛奶拌匀即可。每天早晨吃馒头50克后,喝此饮料,具有凉血平肝、补虚去脂的功效。

❸ 用于心烦焦虑的慢性肝炎患者:牛肉300克,西红柿1个,芹菜100克,盐5克,味精3克,酱油5毫升。牛肉加调料腌渍后,加芹菜、西红柿翻炒熟即可。本品可调理气血亏虚,缓解肝炎患者的心烦、失眠、焦虑情绪。

西红柿面片汤

材料

西红柿90克，馄饨皮100克，鸡蛋1个，盐2克，鸡粉少许，食用油适量

做法

1. 将备好的馄饨皮沿对角线切开，制成生面片；洗好的西红柿切小瓣；鸡蛋打散，待用。
2. 用油起锅，倒入西红柿，炒匀，注入适量清水，用大火煮至汤水沸腾。
3. 倒入生面片，搅散，转中火煮4分钟至食材熟透。
4. 再倒入蛋液，搅拌至液面浮现蛋花，加入盐、鸡粉，拌匀调味即可。

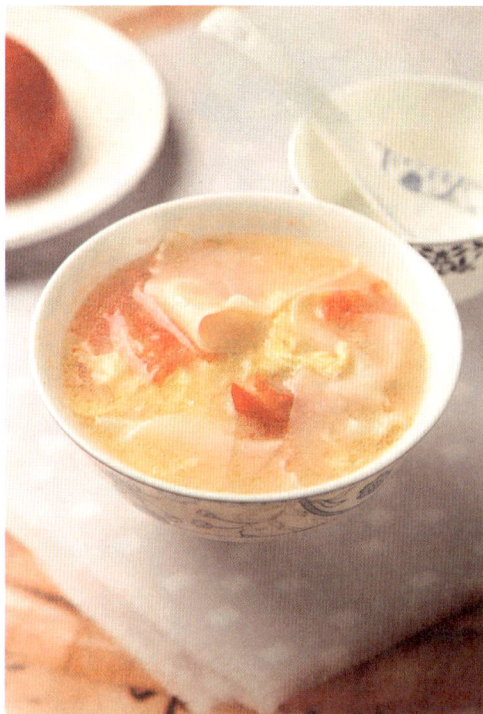

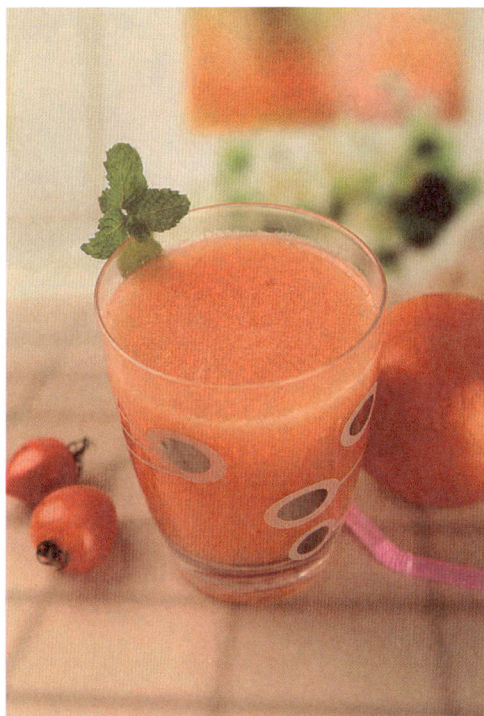

西红柿汁

材料

西红柿130克

做法

1. 锅中注入适量清水烧开，放入洗净的西红柿，关火后烫一会儿，至表皮开裂，捞出西红柿，浸在凉开水中，待凉后剥去表皮，再把果肉切小块。
2. 取备好的榨汁机，倒入切好的西红柿，注入适量纯净水，盖好盖子。
3. 选择"榨汁"功能，榨取西红柿汁，装入杯中即可。

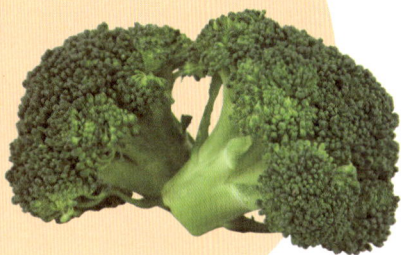

西蓝花

胡萝卜素
维生素 C

● 性味归经

性凉，味甘。归肝、肺经。

● 调理关键

西蓝花含硫葡萄糖甙，可刺激身体产生抗癌蛋白酵素，经常食用有助于排除体内有害的自由基。西蓝花还含有丰富的抗坏血酸，能增强肝脏的解毒能力，提高人体免疫力，因此被誉为"防癌新秀"，能有效预防并辅助治疗肝癌。

● 食疗作用

西蓝花有爽喉、开音、润肺、止咳的功效，长期食用可以降低乳腺癌、直肠癌及胃癌等癌症的发病概率。西蓝花能够阻止胆固醇氧化，防止血小板凝结成块，降低心脏病与脑卒中的风险。西蓝花适宜口干口渴、消化不良、食欲不振、大便干结、癌症、肥胖、体内缺乏维生素K的患者食用，但尿路结石患者忌食。

● 选购保存

西蓝花以菜株鲜亮、花蕾紧密结实、花球表面无凹凸、整体有隆起感、拿起来没有沉重感的为良品。用纸张或透气膜包住西蓝花，然后直立放入冰箱的冷藏室内，可保鲜1周左右。

● 应用指南

❶ 用于肝硬化腹水患者调理：红豆40克，西蓝花25克，洋葱10克，橄榄油3毫升，柠檬汁少许。西蓝花洗净切小朵，放入沸水中焯烫至熟，捞起；红豆入沸水中烫熟备用。橄榄油、柠檬汁调成酱汁，洋葱、西蓝花、红豆、酱汁混合拌匀即可。此品具有利尿防癌的作用。

❷ 用于脂肪肝患者的调理：将适量西蓝花洗净，切成小朵；少许的蒜去皮，切成蒜蓉。炒锅置于火上，倒入食用油，烧热后加上蒜蓉爆香，然后再倒入西蓝花炒熟，加盐和味精调味即可。

鸡胸肉炒西蓝花

🍚 材料

鸡胸肉100克，西蓝花200克，蒜末、酱油、盐、淀粉、胡椒粉、食用油各适量

🍲 做法

1. 鸡胸肉切块，加适量酱油、胡椒粉、淀粉抓匀，腌15分钟；西蓝花洗净切成小朵。
2. 热锅加少许底油，放入蒜末爆香，放入鸡胸肉，翻炒至转色。
3. 放西蓝花翻炒，加入少许清水，放入盐、酱油，翻炒至所有食材熟透即可。

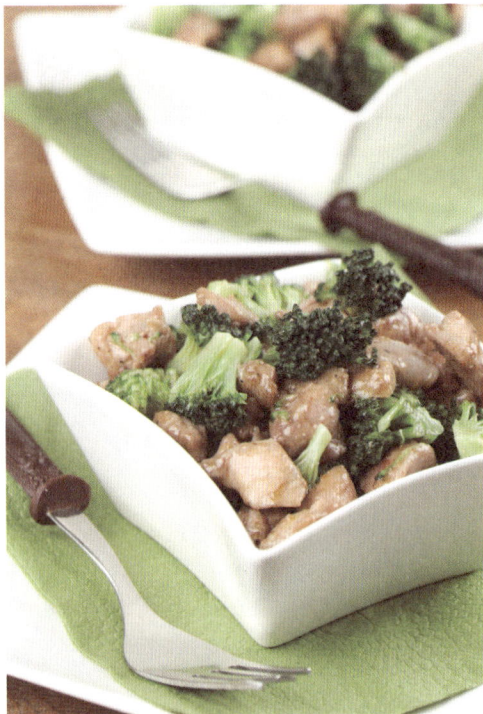

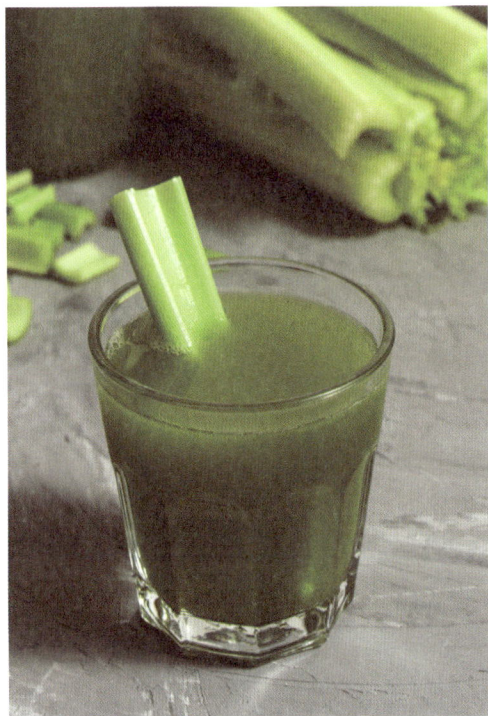

芹菜西蓝花汁

🍚 材料

芹菜20克，西蓝花30克，莴笋20克，牛奶少许

🍲 做法

1. 将芹菜洗净，切段；西蓝花洗净，切小朵；莴笋去皮洗净，切块。
2. 将材料放入榨汁机中，加入适量冷开水搅打成汁，倒入杯中。
3. 最后加入牛奶，调匀即可。

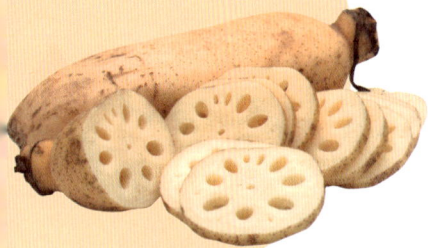

莲藕

主 要 营 养 成 分
微量元素
鞣质

• 性味归经

性寒，味甘。归心、脾、胃经。

• 调理关键

莲藕含有人体所需的微量元素，调节人体功能、疏肝健脾、养气血效果极佳。莲藕还含有鞣质，有一定健脾止泻作用，能增进食欲、促进消化、开胃健脾，有助于胃纳不佳、食欲不振的肝病患者恢复健康。

• 食疗作用

莲藕具有滋阴养血的功效，可以补五脏之虚、强壮筋骨、补血养血，生食能清热润肺、凉血行瘀，熟食可健脾开胃、止泻固精。莲藕含有大量的单宁酸，有收缩血管的作用，可用来止血。莲藕还能凉血、散血，中医认为其止血而不留瘀，是热病血症的食疗佳品，适宜体弱多病、食欲不振、营养不良、高热、吐血者，以及高血压、肝病、缺铁性贫血患者。

• 选购保存

茎较粗短、外形饱满、孔大、带有湿泥土的莲藕口味佳，但颜色切勿过白。把莲藕放入非铁质容器内，加满清水，每周换一次水，可存放1~2个月。

• 应用指南

❶ 用于缺铁性贫血肝病患者的调理：莲藕60克，瘦肉80克，盐、生姜适量，加适量清水炖汤食用。本品富含维生素C、钙、磷、铁，能治疗肝病代谢障碍及摄入不足导致的缺铁性贫血。

❷ 用于慢性肝病患者调理：莲藕150克，梨1个，蜂蜜适量。梨去皮去核切小块；藕去皮切小块，泡在滴了白醋的凉开水里。将梨、莲藕放入榨汁机中，倒入100毫升凉开水，搅打后用纱布或者筛网过滤，倒入杯中即可饮用。此品可提供丰富维生素及矿物质。

荷塘小炒

🥟 材料

鲜百合40克，莲藕90克，胡萝卜40克，水发木耳30克，荷兰豆30克，蒜末适量，盐3克，鸡粉3克，食用油适量

🍲 做法

1. 莲藕去皮切片；胡萝卜去皮切片；木耳切块；鲜百合掰成瓣。
2. 热锅注油，倒入蒜末爆香，倒入莲藕、木耳、荷兰豆、胡萝卜炒匀，再倒入百合炒匀。
3. 加入盐、鸡粉调味即可。

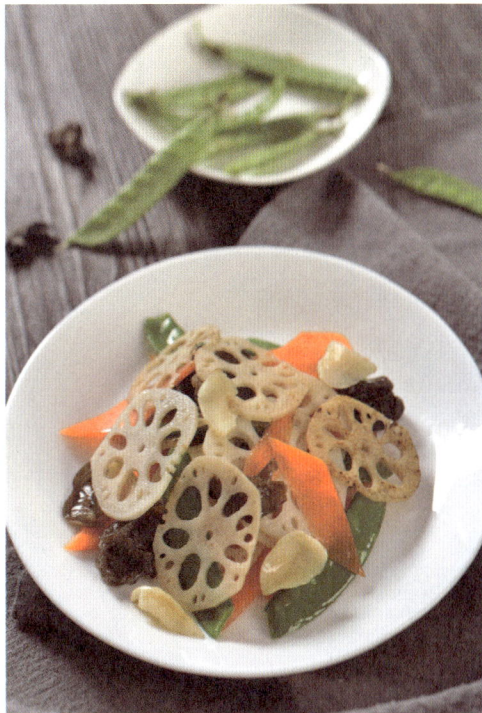

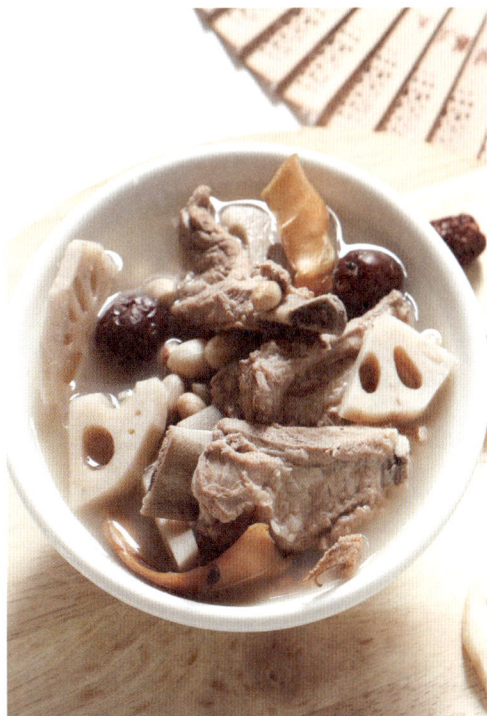

排骨莲藕汤

🥟 材料

排骨400克，莲藕200克，玉竹60克，水发莲子60克，红枣10枚，姜片适量，盐2克，鸡粉2克

🍲 做法

1. 排骨斩成块；莲藕去皮切成块。
2. 锅内注水烧开，倒入排骨，汆去血水后捞出。
3. 取一砂锅，倒入姜片、排骨、莲藕、玉竹、莲子、红枣，大火煮开后转小火煮1小时。
4. 加入盐、鸡粉，稍煮入味即可。

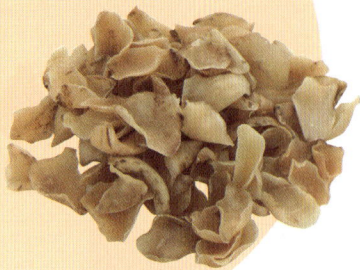

百合

主要营养成分

蛋白质、维生素
矿物质、秋水仙碱

● 性味归经

性微寒，味甘、微苦。入肺、脾、心经。

● 调理关键

百合含有蛋白质、脂肪、糖类、膳食纤维、多种维生素、钙、磷、铁等营养成分，还含有秋水仙碱，秋水仙碱具有抗肝纤维化和肝硬化的作用，常食有助于防治肝硬化。

● 食疗作用

百合可药食两用，入药以野生百合为佳，用作食材以家种者为好，食疗上建议选择新鲜百合为宜。常食百合有润肺、清心、调中之效，可止咳、止血、开胃、安神，有助于增强体质、抑制肿瘤细胞的生长、缓解放疗反应。百合又有治疗郁热型胃痛的功效。百合中的硒、铜等微量元素能抗氧化、促进维生素C吸收，可显著抑制黄曲霉素的致突变作用，临床上常用于白血病、肺癌、鼻咽癌等的辅助治疗。

● 选购保存

百合以瓣匀肉厚、色黄白、质坚、筋少者为佳。置通风干燥处保存，可防虫蛀。

● 应用指南

❶ 用于慢性肝病气血亏虚者的调理：将红豆500克煮烂打成浆，倒入锅里，同时加百合20克、山药50克、红枣20枚、莲子30克、桂圆肉50克，小火煮20分钟后即可。吃时可放入适量蜂蜜调味。

❷ 用于肝癌患者调理：鸡胸肉、黄菜花各200克，鲜百合1个，盐适量。油锅加热，先下鸡肉丝拌炒，后下黄菜花、百合，加盐调味，并加入少量水翻炒，待百合稍微变半透明状即可。

❸ 用于慢性肝病抑郁焦虑患者的调理：水发银耳100克，山药100克，莲子50克，百合50克，红枣6枚，冰糖适量。银耳、莲子、百合、红枣放入锅中，添适量清水大火煮沸，转文火煮至莲子、银耳熟软，放入山药煮至熟透，加入冰糖调味即可。

芡实百合香芋煲

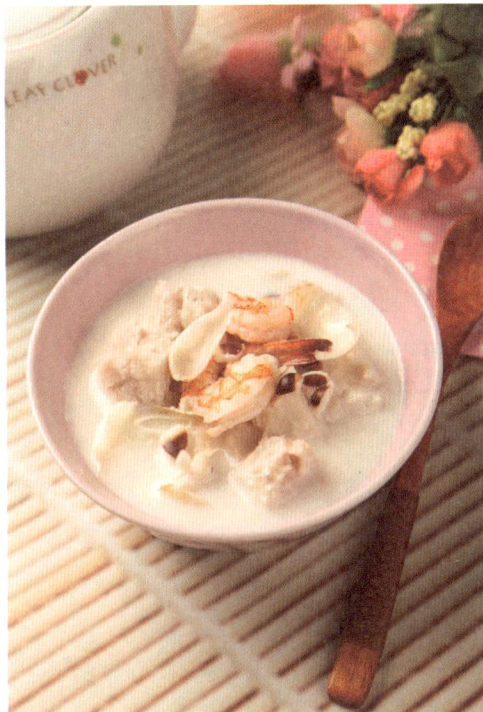

材料

芡实50克，鲜百合30克，芋头100克，虾仁6个，牛奶250毫升，鸡粉、盐各3克

做法

1. 砂锅中注入适量清水，倒入泡好的芡实，加盖，用大火煮开后转小火续煮30分钟至熟软，倒入去皮切好的芋头，继续用大火煮开后转小火煮20分钟至熟软。
2. 加入鲜百合瓣、牛奶，用中火煮开后转小火，倒入洗净的已去虾线的虾仁，稍煮至转色。
3. 加入盐、鸡粉，搅拌均匀即可。

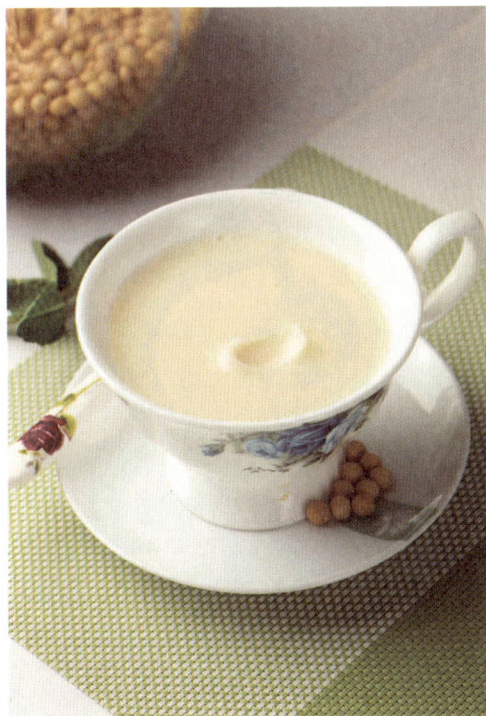

百合豆浆

材料

百合8克，水发黄豆70克，白糖适量

做法

1. 将水发黄豆、百合倒入豆浆机中，注入适量清水，制成豆浆。
2. 把煮好的豆浆倒入滤网，用汤匙搅拌，滤取豆浆。
3. 将豆浆倒入碗中，放入白糖调味即可。

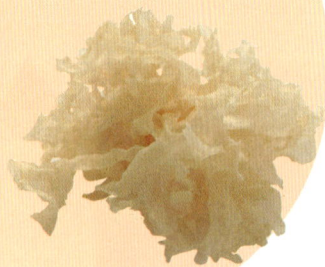

银耳

• 性味归经

性平，味甘。归肺、胃、肾经。

主要营养成分
蛋白质、脂类
膳食纤维、多糖

• 调理关键

银耳含丰富的蛋白质、脂肪、膳食纤维、多糖等，能改善人的肝、肾功能，还能降低血清胆固醇和三酰甘油，具有防癌的功效，能促进肝脏蛋白质的合成，有助于肝细胞修复。

• 食疗作用

银耳具有强精补肾、补气和血、润肠益胃、提神补脑、美容嫩肤、延年益寿的功效。银耳中的多糖类成分能提高肝脏解毒能力，保护肝脏，常吃不但能提高人体免疫力，促进免疫细胞的分化和生长，预防癌症，还能增强癌症患者对放疗、化疗的耐受力。银耳中富含膳食纤维，可帮助胃肠蠕动，加速代谢废物的排出，防治便秘，预防结肠癌，还可减少小肠对脂肪的吸收，从而达到一定的瘦身效果。

• 选购保存

优质银耳干燥，没有硫黄味，色泽淡黄，泡发后大而松散，耳肉肥厚，色泽呈白色或微带黄色，整体圆整，大而美观。干银耳应在阴凉干燥处密封保存。

• 应用指南

❶ 用于脾肾阴虚慢性肝病患者调理：豆腐、水发银耳、蘑菇各适量。热锅注油，下豆腐煎至微黄，加少许清水，下蘑菇、银耳，文火焖透，调入盐、糖、味精、酱油、香油等，下水淀粉煮沸即可。本品适用于慢性肝炎属脾虚阴亏者，表现为体倦乏力、食欲不振、大便干燥、咽干口干，伴有烦热。

❷ 用于慢性肝炎患者焦虑失眠的调理：菠萝150克，水发银耳50克，红枣、冰糖各适量。菠萝去皮切块，银耳撕碎，红枣洗净去核。汤锅加适量清水、银耳、红枣，煮至银耳黏软，倒入菠萝块煮至熟，加冰糖搅至溶化即可。

银耳红枣糖水

🍲 材料
水发银耳50克，红枣20克，枸杞5克，冰糖15克

😋 做法
1. 泡发好的银耳切去根部，用手掰成小朵，倒入杯中，加入红枣、冰糖、枸杞，注入适量的清水，盖上保鲜膜。
2. 电蒸锅注水烧开，放入杯子，盖上锅盖，调转旋钮定时蒸45分钟即可。

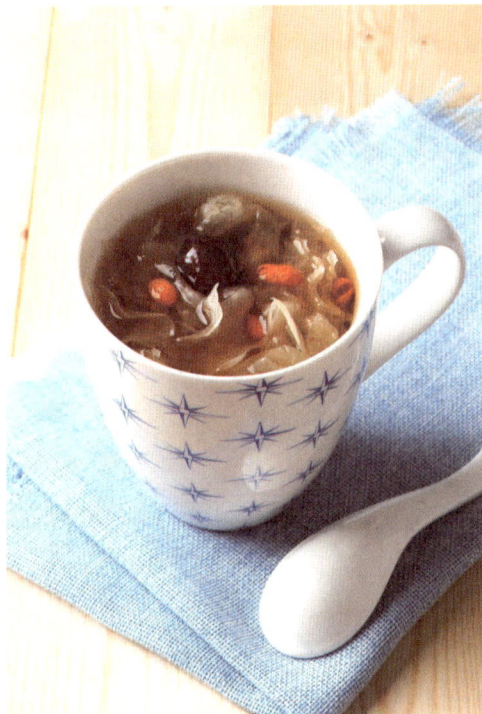

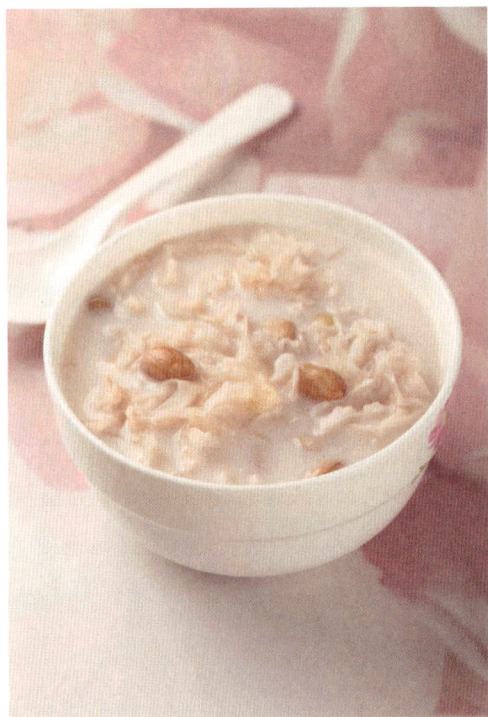

花生银耳牛奶

🍲 材料
花生仁80克，水发银耳150克，牛奶100毫升

😋 做法
1. 洗好的银耳切小块备用。
2. 砂锅中注水烧开，放入洗净的花生仁，加入切好的银耳拌匀，盖上盖，烧开后用小火煮20分钟。
3. 倒入牛奶，用勺边搅拌边煮至沸，关火后将煮好的花生银耳牛奶盛入碗中即可。

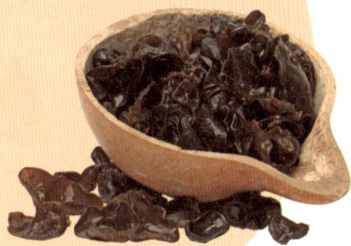

木耳

● 性味归经

性平，味甘。归肺、胃、肝经。

● 调理关键

木耳有利于帮助消化纤维类物质，可以缓解肝脏的压力。木耳中含有抗肿瘤活性物质，能提高人体的免疫力，肝病患者经常食用还可起到防肝癌、补血养血的功效。

● 食疗作用

木耳具有补气血、滋阴、补肾、活血、通便的功效，对便秘、痔疮、胆结石、肾结石、膀胱结石、贫血及心脑血管疾病等有食疗作用。木耳含维生素K和丰富的钙、镁等矿物质，能防治动脉粥样硬化和冠心病。

● 选购保存

优质木耳乌黑光润，其背面略呈灰白色，体质轻松，身干肉厚，朵形整齐，表面有光泽，耳瓣舒展，朵片有弹性，嗅之有清香之气。有霉味或其他异味的说明是劣质木耳。干木耳用塑料袋装好封严，常温或冷藏保存均可。

● 应用指南

❶ 用于肥胖型脂肪肝患者调理：木耳粉5克，红枣粉20克，加适量沸水把木耳粉和红枣粉冲开即可。此品可通便排毒、降低血脂，对于肥胖型脂肪肝患者具有良好的降脂减肥功效。

❷ 用于慢性肝病患者调理：新鲜猪肝250克，首乌50克，木耳25克。首乌入锅中加水煎取浓汁备用。猪肝先炒片刻后盛出。首乌汁加料酒、酱油、盐、木耳略煮，加入水淀粉勾芡，再放猪肝翻炒熟即可。此方对肝炎患者，尤其是慢性肝炎患者能起到保肝解毒的作用。

山楂木耳蒸鸡

🥟 材料

鸡块200克，水发木耳50克，山楂10
克，葱花4克，生抽3毫升，生粉3克，
盐、白糖各2克，食用油适量

😋 做法

1. 取一碗，放入鸡块，加入生抽、盐、
   白糖、生粉、食用油、葱花，搅拌均
   匀，倒入木耳、山楂，拌匀，将拌好
   的食材装入盘中，腌渍15分钟待用。
2. 取电饭锅，注入适量清水，放上蒸
   笼，放入拌好的食材，蒸20分钟至食
   材熟透即可。

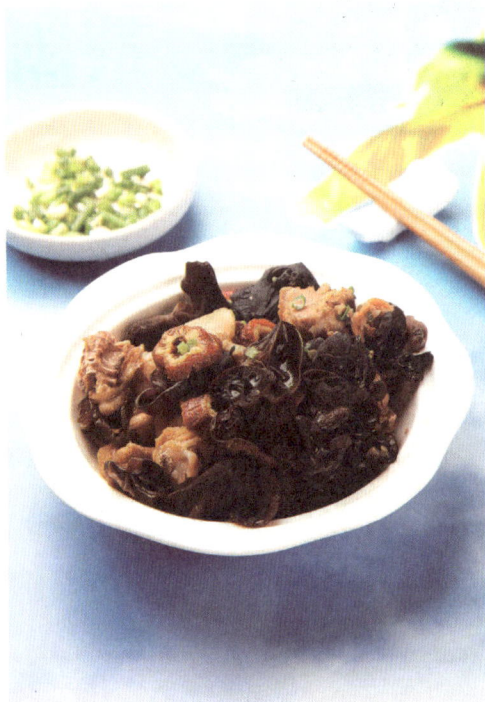

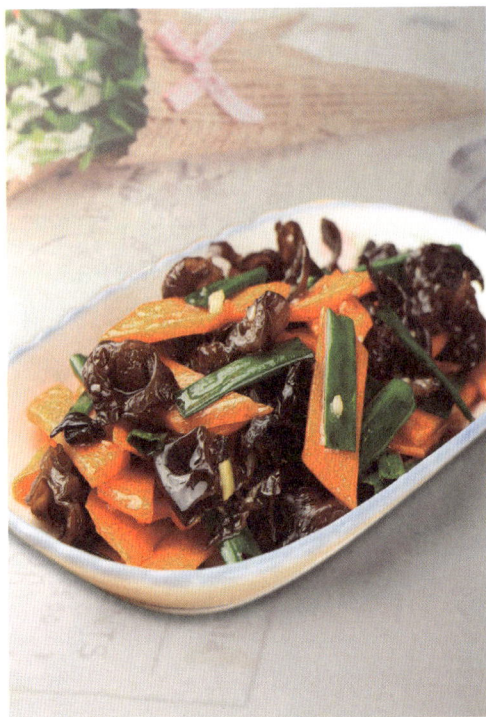

胡萝卜炒木耳

🥟 材料

胡萝卜100克，水发木耳70克，葱段、
蒜末各少许，盐3克，鸡粉4克，蚝油、
料酒、水淀粉、食用油各适量

😋 做法

1. 木耳切小块；胡萝卜去皮切片。
2. 锅中注水烧开，倒入木耳、胡萝卜，
   煮至断生捞出，沥水待用。
3. 用油起锅，放入蒜末爆香，倒入木耳
   和胡萝卜炒匀，倒入料酒、蚝油，翻
   炒至食材八成熟，加入盐、鸡粉、水
   淀粉，撒上葱段，用中火翻炒至食材
   熟透即可。

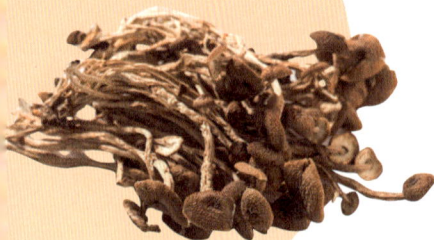

茶树菇

• 性味归经

性平，味甘。归脾、肾、胃经。

主 要 营 养 成 分
蛋白质
微量元素、多糖

• 调理关键

茶树菇富含蛋白质，可为机体提供充足能量，提高机体免疫力。茶树菇含有多种微量元素，可帮助肝病患者改善凝血障碍，多糖更具有防癌抗癌的作用，可以预防肝癌的发生。

• 食疗作用

茶树菇可益气开胃，具有补肾滋阴、健脾胃、提高人体免疫力、防癌抗癌的功效。临床实践证明，茶树菇对肾虚尿频、水肿、气喘，尤其小儿低热尿床，有独特疗效。因其良好的抗癌、降压、防衰老等功效，人们把茶树菇称作"中华神菇""保健食品""抗癌尖兵"。

• 选购保存

应挑选粗细、大小一致的茶树菇，颜色稍微有些棕色较好，粗大的、杆色淡白的次之，闻茶树菇气味是否清香，闻起来有霉味的茶树菇千万不要买。储存于通风干燥处即可。

• 应用指南

❶ 脂肪肝患者调理：干品茶树菇50克，入清水中浸泡35分钟左右，鸡肉400克，去核红枣10枚，蜜枣1枚，姜片1片，将所有材料放入开水中，大火煮15分钟，再中火煮30分钟即可。此品具有消脂、清肠胃、瘦身作用。

❷ 肝病患者美容养颜：茶树菇、排骨、枸杞、红枣、茄子、香菜各适量，盐等调料适量，入锅中炖煮即可。此品可排毒养颜，改善肝病患者面容。

❸ 肾虚的慢性肝病患者调理：新鲜茶树菇50克，芡实15克，猪小肚1个，瘦肉100克，适量调味品，煲汤食用。本品含有高蛋白，且低脂肪、低糖分，有较好的保健作用，肝肾同补，可改善肾虚症状，又可防止肝病的进一步发展。

茶树菇腐竹炖鸡

🍙 材料

光鸡400克，水发茶树菇100克，水发炸腐竹60克，姜片、蒜末、葱段各少许，豆瓣酱6克，盐3克，鸡粉2克，料酒、生抽各5毫升，水淀粉、食用油各适量

🍲 做法

1. 光鸡斩成小块；茶树菇去蒂切成段。
2. 鸡块下入沸水锅汆煮，捞出备用。
3. 用油起锅，放入姜片、蒜末、葱段爆香，倒入鸡块翻炒，倒入料酒、生抽、豆瓣酱、盐、鸡粉炒匀调味。
4. 注入适量清水，倒入腐竹、茶树菇，下入水淀粉，焖煮至食材熟透即可。

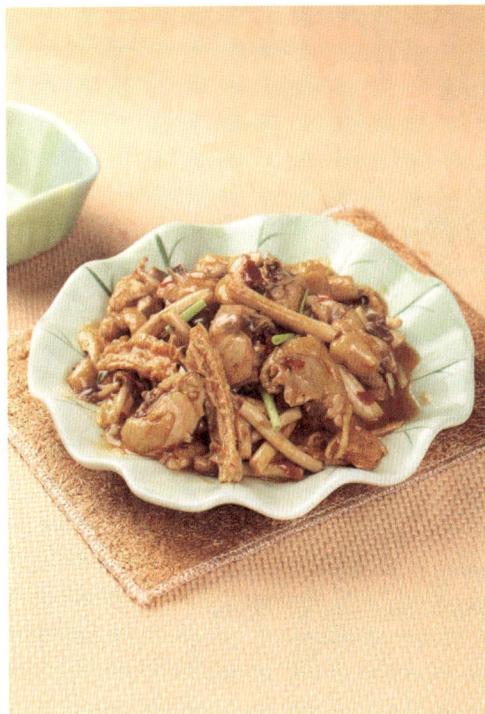

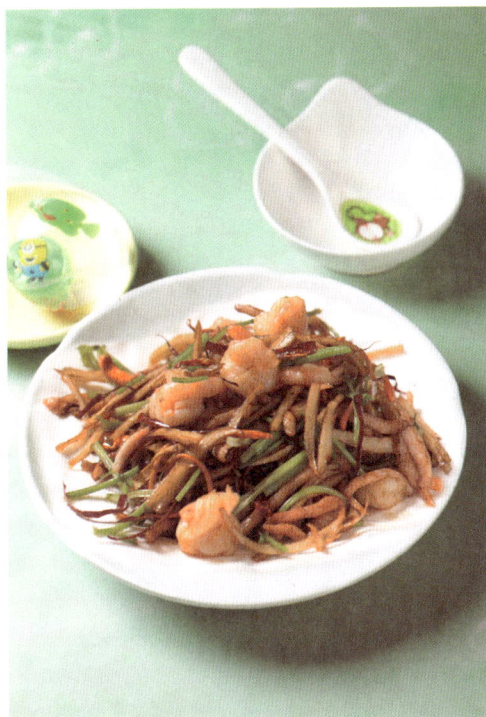

茶树菇炒虾仁

🍙 材料

虾仁70克，水发茶树菇80克，干辣椒20克，香菜根适量，盐3克，鸡粉3克，生抽5毫升，食用油适量

🍲 做法

1. 虾仁去虾线；茶树菇切去根部；干辣椒切开；香菜根切段。
2. 热锅注油，倒入干辣椒爆香，倒入虾仁炒至转色，倒入茶树菇炒匀。
3. 倒入香菜炒匀，加入盐、鸡粉、生抽炒匀入味即可。

燕窝

• 性味归经

性平，味甘。归肾、胃、肺经。

主要营养成分
蛋白质
脂肪

• 调理关键

肝炎患者的营养治疗应注意供给高蛋白质、低脂肪的食品，摄食量也不能过多，以保护肝脏，促进肝细胞修复再生和肝功能恢复。因此，高蛋白、低脂肪的燕窝是肝病患者的理想选择。

• 食疗作用

燕窝是天然增津液的食品，并含多种氨基酸，对食管癌、咽喉癌、肝癌、直肠癌等有抑止作用，还可减少放化疗不良反应。它可以降低胆固醇，对高血压脑血管闭塞的心绞痛、胸闷、气促有良好的防治作用，还可壮腰健肾，治疗腰骨及四肢关节酸痛。

• 选购保存

纯正的燕窝应该为丝状结构，无论在浸透后或在灯光下观看，都不完全透明，而是半透明状，色泽通透带微黄，有光泽，闻起来具有淡淡的天然蛋清味。先将燕窝放入密封的燕窝保鲜盒内，再存放于冰箱。若燕窝不慎染上湿气，可放在冷气口风干。

• 应用指南

❶ 肝硬化患者秋季调理：将梨削皮切片，和6克燕窝、冰糖一起放入瓷碗中，放入锅中隔水蒸30分钟，梨熟即成。本方有养阴保肝的功效，适用于肝硬化患者秋季气候干燥时食用。

❷ 慢性肝炎活动期患者调理：燕窝3克用水发透、去燕毛，清水250毫升文火溶化冰糖、去杂质后倒入净锅中，下燕窝，再用文火煮至沸即成。此方能补虚损、润肺燥、滋肾阴，适用于肝硬化、慢性活动性肝炎、重症肝炎恢复期肝肾阴虚的患者。

牛奶燕窝

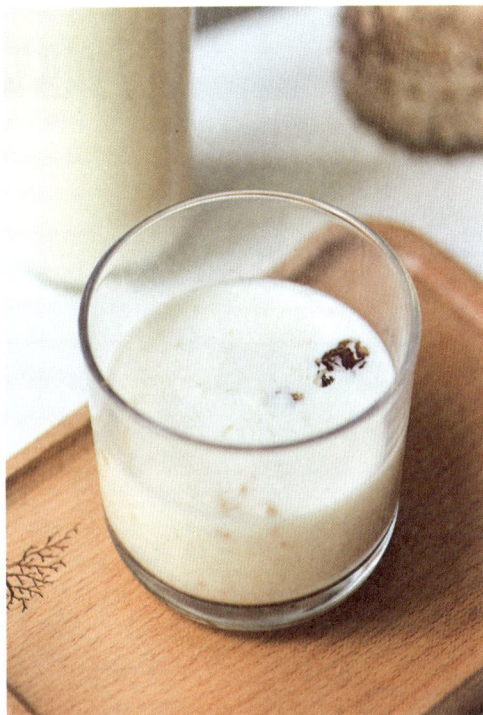

材料

燕窝1盏，牛奶1盒

做法

1. 燕窝清洗干净，放在碗里浸泡6～8小时，待燕窝基本发开，用镊子挑干净杂毛。
2. 顺着燕窝的纹理撕开放入炖盅里，加入适量纯净水，没过燕窝为准，炖20分钟。
3. 往炖盅中倒入牛奶，再炖15分钟即可。

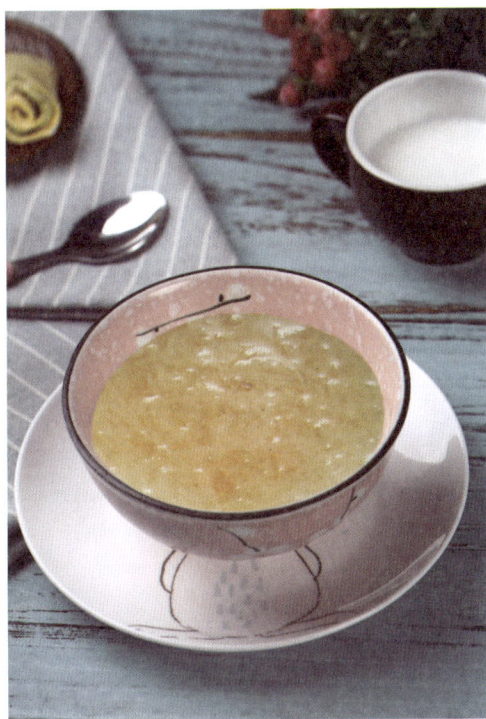

冰糖燕窝

材料

燕窝1盏，冰糖适量

做法

1. 燕窝清洗干净，放在碗里浸泡6～8小时，待燕窝基本发开，用镊子挑干净杂毛。
2. 用手顺着燕窝的纹理撕开，放入炖盅，再加入冰糖，注入适量的纯净水，以浸过燕窝1厘米为宜，放进电炖锅中炖40分钟即可。

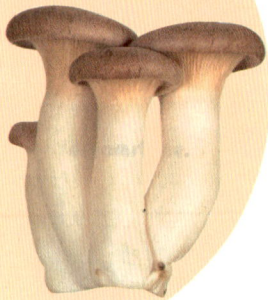

杏鲍菇

● 性味归经

性凉，味甘。归心、肝经。

主 要 营 养 成 分
蛋白质、糖类
维生素、矿物质

● 调理关键

杏鲍菇富含蛋白质、糖类，可为肝病患者供给充足能量，避免肝脏摄取更多蛋白质和脂肪而加重肝脏负担；所富含的维生素和矿物质，有利于保护和修复肝细胞，并可补充凝血因子。

● 食疗作用

杏鲍菇具有降血脂、降胆固醇、促进胃肠消化、提高人体免疫力、预防心血管病等功效，可祛脂降压，能软化和保护血管，有利于降血脂和胆固醇。杏鲍菇富含蛋白质，蛋白质是维持免疫功能最重要的营养物质，是构成白细胞和抗体的主要成分，还有助于胃酸的分泌和食物的消化，适于治疗饮食积滞症。

● 选购保存

菇体匀称结实、外形圆整的杏鲍菇一般质量比较好，颜色一般为褐色、白色，没有异味。温度在15℃时可以保存一周左右，如果放在2~4℃的条件下，保存期则可以延长至半个月以上。

● 应用指南

❶ 用于预防肝癌、肝硬化：杏鲍菇150克，鸡腿2个，葱姜适量，党参5克，黄芪5克，枸杞15粒，盐适量，煲汤服用。本品可补气养血、润肠降脂、抗癌、降压，既有美容养颜作用，又有防癌抗癌的功效。

❷ 用于脂肪肝患者调理：千叶豆腐、五花肉、杏鲍菇、花椒、干辣椒、红尖椒、葱、蒜、姜各适量，千叶豆腐炸至膨胀盛出，五花肉煸炒至变色，再加入豆腐和其他食材稍焖煮即可。此品不含胆固醇，适合于脂肪肝患者食用。

杏鲍菇煎牛肉粒

🍲 材料

杏鲍菇100克，牛肉100克，青椒、红椒各30克，姜片、葱段各适量，盐3克，料酒、白糖、胡椒粉、水淀粉、生抽、食用油各适量

🍲 做法

1. 洗净的杏鲍菇切成丁；洗净的青椒、红椒去籽，切成小块。
2. 洗净的牛肉切成粒，加入盐、料酒、胡椒粉、水淀粉，腌渍入味。
3. 另起锅注油烧热，倒入杏鲍菇丁，炒干水分，倒入姜片、牛肉、青椒、红椒、葱段炒匀，加盐、白糖、生抽调味即可。

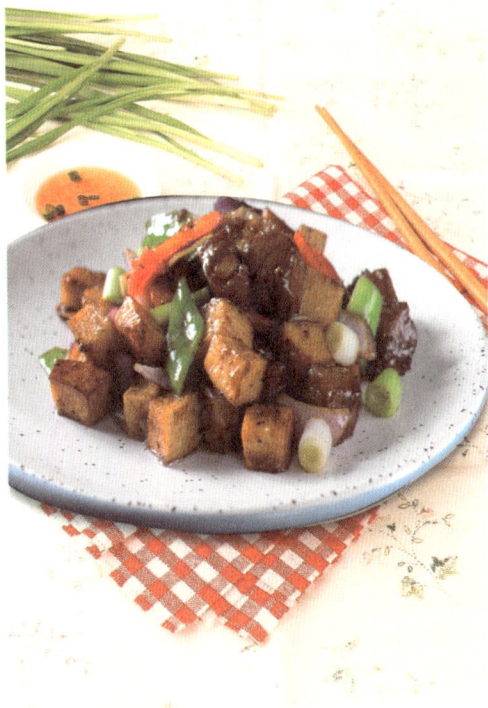

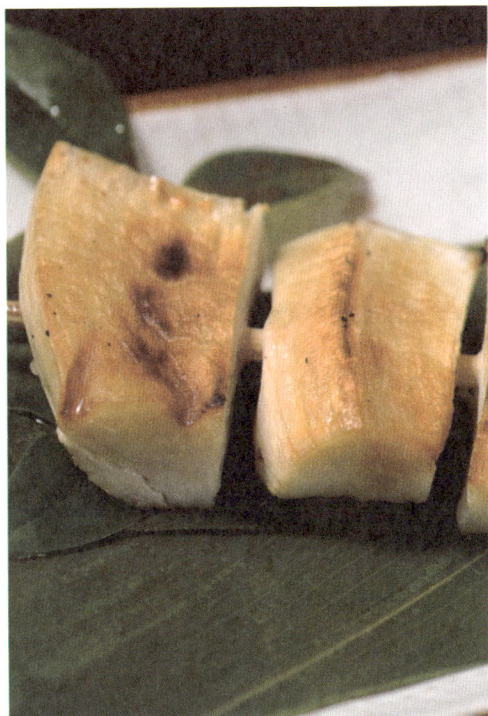

烤杏鲍菇

🍲 材料

杏鲍菇100克，盐3克，胡椒粉3克，食用油适量

🍲 做法

1. 杏鲍菇洗净切片，用厨房纸巾擦干水分，用竹签穿起来，放在烤架上。
2. 刷上食用油，撒上盐、胡椒粉，烤熟即可食用。

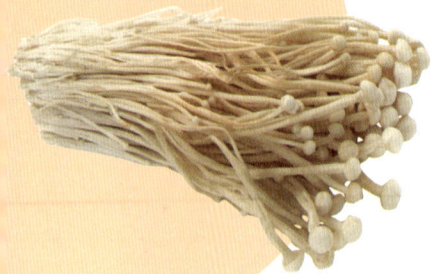

金针菇

主要营养成分
蛋白质、微量元素
朴菇素

• 性味归经

性寒，味甘、咸。归肝、胃经。

• 调理关键

金针菇富含蛋白质、微量元素，有助于肝病患者摄取营养物质，可预防肝癌的发生，还能提高免疫力、保护肝脏。金针菇还含有一种叫朴菇素的物质，能增强人体对癌细胞的抗御能力，常食有益。

• 食疗作用

金针菇能有效增强人体内的生物活性，促进体内新陈代谢，有利于食物中各种营养物质的吸收和利用，对生长发育也大有益处，因此有"增智菇"的美称。食用金针菇还具有抵抗疲劳、抗菌消炎、清除重金属盐类物质、抗肿瘤的作用。

• 选购保存

南方有黄色的金针菇，呈淡黄色至黄褐色，北方一般为白色金针菇，呈乌白或是乳白色，无论是哪种，都应当颜色均匀、无杂色。金针菇用热水烫一下，再放在冷水里泡凉，然后放入冰箱冷藏，可以保持原有的风味，0℃左右可储存10天。

• 应用指南

❶ 用于贫血的慢性肝病患者调理：土鸡250克，除杂，洗净放入砂锅中加水炖至九成熟，再放入金针菇，待金针菇煮熟即可起锅食用。此品具有很好的滋补作用，可为肝病贫血的患者提供充足的优质蛋白质。

❷ 用于慢性肝炎患者调理：鲜金针菇200克，切去根部，掰成小块；将100克水发银耳和100克水发木耳洗净切成粗丝；锅中注油烧热，倒入蒜末爆香，倒入银耳丝、木耳丝煸炒片刻，再倒入金针菇，翻炒至熟，加入调料调味即可。此菜富含膳食纤维，具有很好的排毒功效，适合慢性肝炎患者食用。

金针菇拌豆干

🍅 材料

金针菇85克，豆干165克，彩椒20克，蒜末少许，盐、鸡粉、芝麻油各适量

🍲 做法

1. 洗净的金针菇切去根部；彩椒切细丝；豆干切粗丝。
2. 锅中注水烧开，倒入豆干，略煮一会儿，捞出，沥水待用。
3. 另起锅，注水烧开，倒入金针菇、彩椒，煮至断生，捞出待用。
4. 取一个大碗，倒入金针菇、彩椒、豆干、蒜末、盐、鸡粉、芝麻油，拌匀即可。

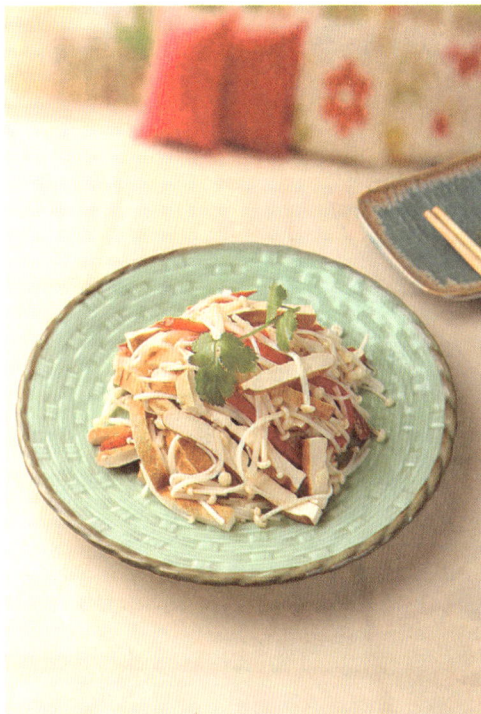

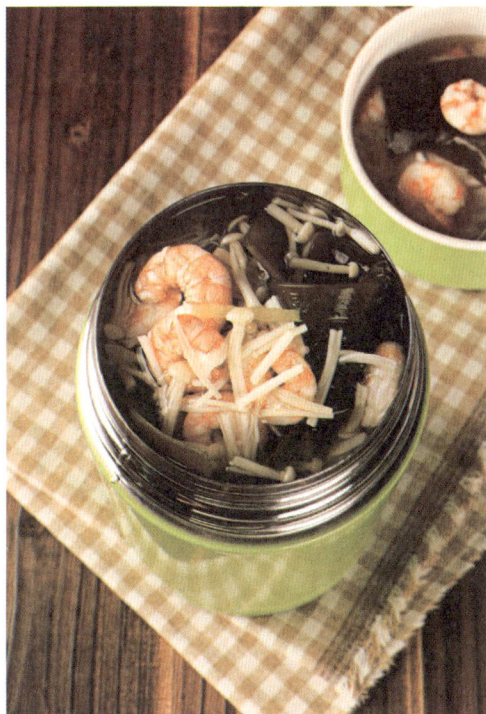

金针菇海带虾仁汤

🍅 材料

虾仁50克，金针菇30克，海带结40克，昆布高汤800毫升，姜丝适量，盐2克

🍲 做法

1. 洗净的金针菇切去根部，切段待用。
2. 高汤入锅煮开，转小火蓄热。
3. 备好焖烧罐，放入海带结、虾仁，注入开水至八分满，盖上盖，摇晃片刻，预热1分钟。
4. 揭开盖，将水沥去，放入金针菇、姜丝，倒入煮沸的高汤至七分满。
5. 盖上盖，摇晃片刻，闷1小时，最后加入盐，搅拌片刻即可。

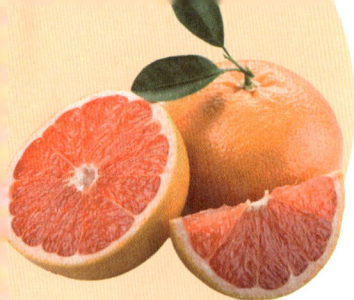

葡萄柚

● 性味归经

性寒，味甘、酸。归胃、肺经。

主 要 营 养 成 分

柚皮苷、新橙皮苷
维生素、纤维素

● 调理关键

葡萄柚含有的柚皮苷和新橙皮苷具有抗菌、抗病毒的作用，对感染肝炎病毒的人群有预防保健作用；其丰富的维生素C和纤维素有助于清肠通便，帮助肝脏解毒，适用于酒精性肝病患者。

● 食疗作用

葡萄柚具有健胃消食、化痰止咳、宽中理气、解酒毒的功效，主治食积、腹胀、咳嗽痰多、痢疾、腹泻、妊娠口淡等病症。它含有类似胰岛素的成分铬，能降低血糖，为糖尿病、肥胖症患者的食疗佳品。葡萄柚的外层果皮，即为常用中药化橘红，其中所含的柠檬烯和派烯进入人体后，可使呼吸道分泌物变多变稀，有利于痰液排出，具有良好的祛痰镇咳作用，是治疗老年慢性咳喘及虚寒性痰喘的佳品。

● 选购保存

宜挑选外形浑圆、表皮光滑有弹性、两端不凹陷、结实及有厚重感的葡萄柚。放在冰箱内可储存较长时间。

● 应用指南

❶ 用于防治酒精性肝病：取葡萄柚生食，用于醉酒，可加速对酒精的分解代谢，减少酒精对肝脏的损害，进而控制酒精性肝病进一步发展。

❷ 用于脂肪肝患者调理：虾500克煮熟，去壳；葡萄柚去皮，切片；鳄梨取肉，切片；生菜洗净，沥干水分，撕成大片。生菜叶垫碟，排上葡萄柚片、鳄梨片及虾，加沙拉酱拌食，可用西红柿、香菜装饰。此品富含维生素C以及抗氧化物质，且葡萄柚所含的热量十分低，是降脂减肥的好帮手。

芦笋葡萄柚汁

🍊 材料

芦笋2根，葡萄柚半个

🥣 做法

1. 洗净的芦笋切小段；葡萄柚切瓣，去皮，再切块，待用。
2. 将切好的葡萄柚和芦笋倒入榨汁机中，倒入80毫升凉开水。
3. 盖上盖，启动榨汁机，榨15秒。
4. 断电后将榨好的蔬果汁倒入杯中即可。

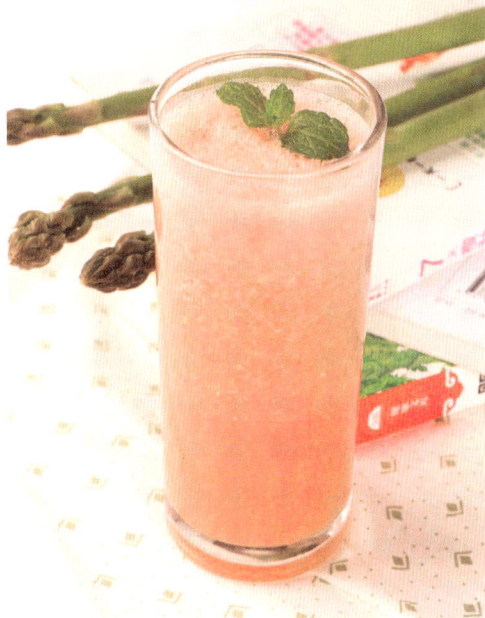

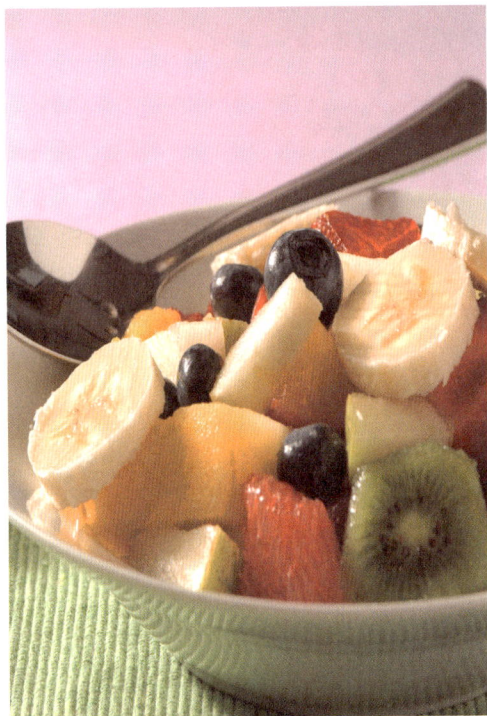

杂果沙拉

🍊 材料

香蕉1根，猕猴桃1个，葡萄柚半个，蓝莓30克，梨半个，哈密瓜100克，沙拉酱适量

🥣 做法

1. 香蕉去皮，切成圆片；猕猴桃去皮，切成圆片；葡萄柚去皮，切成小块；梨洗净切成片；哈密瓜去皮，切成块；蓝莓洗净。
2. 将全部水果放入一个大碗中，食用时挤上沙拉酱拌匀即可。

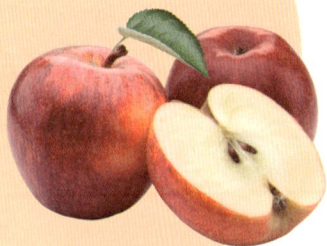

苹果

性味归经

性平，味甘、微酸。归脾、肺经。

主 要 营 养 成 分
果胶
抗氧化物质

调理关键

苹果所含的果胶能促进胃肠道内铅、汞等的排出，可减轻肝脏的解毒负担；从苹果中提取的具有抗氧化作用及促进新生血管形成的物质，可以起到防治肝硬化、清肝泻火、预防肝癌的作用。

食疗作用

苹果具有生津止渴、润肺除烦、健脾益胃、养心益气、润肠、止泻、解暑、醒酒的功效。苹果升糖指数较低，含有丰富的维生素和矿物质，其中的胶质和微量元素铬能保持血糖的稳定，还能有效降低血胆固醇，所以苹果很适合糖耐量异常的糖尿病患者。苹果含有大量的纤维素，可促进胃肠蠕动，加快代谢废物的排出。苹果还有安神助眠的作用，其所含挥发性物质可使人心情愉悦。

选购保存

苹果应挑个头适中、果皮光洁、颜色艳丽的。苹果放在阴凉处可以保存7~10天，如果装入塑料袋放入冰箱可以保存更长时间。

应用指南

❶ 用于食少腹泻的肝炎活动期患者调理：苹果干50克，山药30克，共研为细末，每次取15克，加白糖适量，用温开水送服，可缓解肝炎活动期恶心呕吐、食少腹泻等症状。

❷ 慢性肝炎患者调理：草鱼1条，苹果1个，红枣5枚。草鱼处理干净，苹果洗净，去皮切块。瓦煲中倒入高汤，放入草鱼、红枣、姜，小火慢炖2小时，加入苹果稍煮即可。本品营养丰富而均衡，有助于肝细胞修复，控制肝病进一步发展。

❸ 免疫力低下的慢性肝病患者调理：苹果半个，猕猴桃1个，蜂蜜适量。猕猴桃去皮切块，苹果去皮去核切块，一同放入搅拌机中，加适量蜂蜜和纯净水，搅打均匀即可。

苹果汁

材料

苹果180克,苦瓜120克

做法

1. 锅中注水烧开,放入洗净的苦瓜,煮半分钟,捞出凉凉,切成小丁。
2. 洗净的苹果切开,去除果核,切成小块,待用。
3. 取榨汁机,选择搅拌刀座组合,倒入切好的食材,注入少许纯净水,盖上盖,通电后选择"榨汁"功能,榨成汁即可。

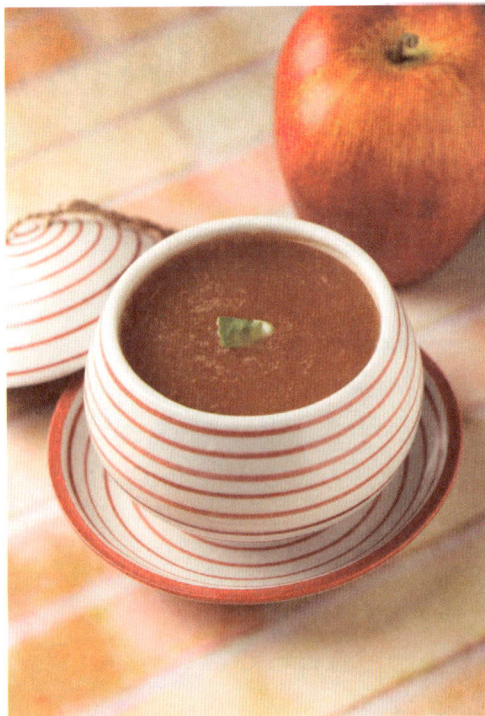

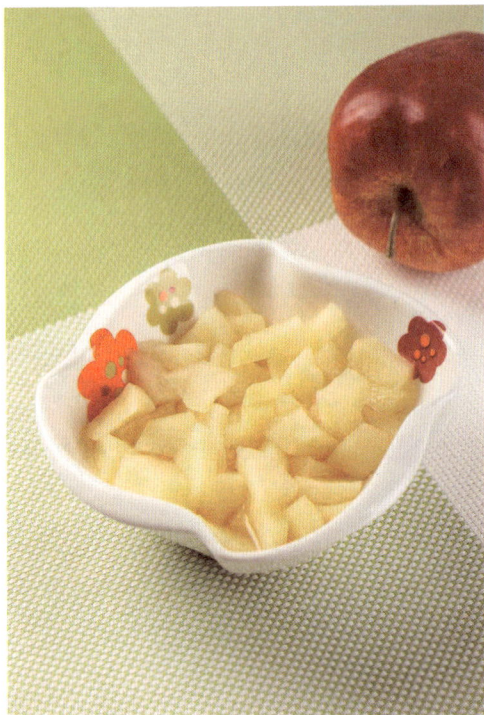

蒸苹果

材料

苹果1个

做法

1. 将洗净的苹果对半切开,去皮去核切丁,装入碗中。
2. 将装有苹果的碗放入烧开的蒸锅中,盖上盖,用中火蒸10分钟即可。

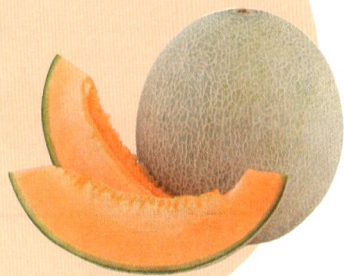

哈密瓜

性味归经

性寒，味甘。归肺、胃、膀胱经。

调理关键

哈密瓜中含水溶性维生素C和B族维生素等，能促使人体保持正常的新陈代谢。哈密瓜中还含有丰富的抗氧化剂，可部分抑制自由基的有害作用，从而保护肝细胞。

食疗作用

哈密瓜有清凉消暑、除烦热、生津止渴的作用，是夏季解暑的佳品。食用哈密瓜对人体造血功能有显著的促进作用，可以用来作为贫血的食疗品。中医认为，甜瓜类的果品性质偏寒，还具有疗饥、利便、益气、清肺热、止咳的功效，适合于肾病、胃病、咳嗽痰喘、贫血和便秘患者。

选购保存

选购瓜果类宜买熟瓜。不论哪种哈密瓜，成熟时顶端都会变软，用手轻轻按压瓜的顶端，如果手感绵软，说明这个瓜成熟了。哈密瓜不易变质，易于储存。若是已经切开的哈密瓜，则要尽快食用，或用保鲜膜包好，放入冰箱保存。

应用指南

❶ 用于急性肝炎呕吐严重的患者调理：哈密瓜1000克，苹果2个，猪瘦肉250克，生姜2~3片。哈密瓜、苹果洗净，去皮、核，切块。猪瘦肉整块洗净，不用切开，与生姜一起放进瓦煲内，加入清水3000毫升，武火煮沸后，改用文火煲2小时，放入哈密瓜、苹果，煮至熟软，调入适量盐，即可食用。

❷ 用于脂肪肝患者调理：哈密瓜100克，酸奶250毫升，纯净水少许。哈密瓜去皮切小块，加少许纯净水和少许酸奶倒进搅拌机中搅拌30秒。杯里先倒入半杯酸奶，再倒入搅拌好的哈密瓜汁，然后在最上面一层再加少许酸奶，即可饮用。

水果泥

材料

哈密瓜120克，西红柿150克，香蕉70克

做法

1. 洗净去皮的哈密瓜去籽，剁成末；洗好的西红柿剁成末；香蕉去除果皮，把果肉剁成泥，备用。
2. 取一个干净的大碗，倒入西红柿、香蕉、哈密瓜，搅拌片刻使其混合均匀即可。

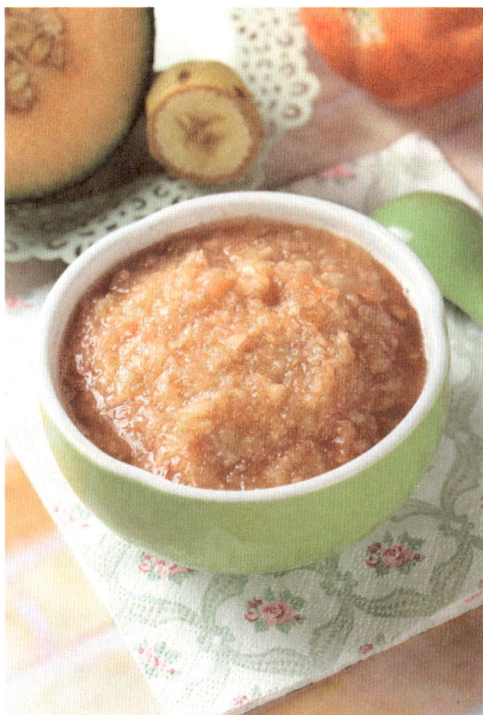

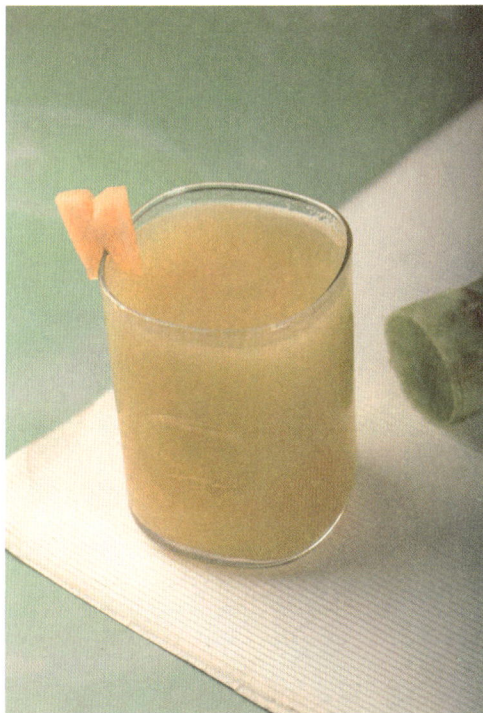

美味莴笋哈密瓜汁

材料

莴笋100克，哈密瓜100克，白糖15克

做法

1. 将洗净去皮的莴笋切成丁；洗净去皮的哈密瓜切成小块。
2. 锅中注水烧开，倒入莴笋，煮半分钟至熟，捞出待用。
3. 取榨汁机，选择搅拌刀座组合，将处理好的食材放入搅拌杯中，加适量纯净水，榨成蔬果汁。
4. 加入白糖，再搅拌一会儿即可。

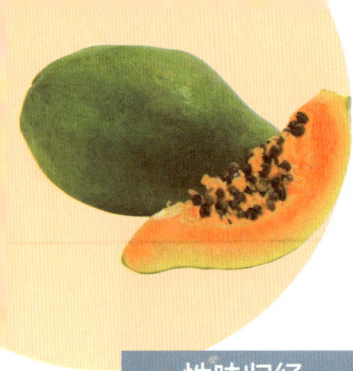

木瓜

● 性味归经

性平、微寒，味甘。归肝、脾经。

主要营养成分

维生素 C、氨基酸
齐墩果酸

● 调理关键

木瓜所含的维生素C能够清除氧自由基，增加肝细胞的抵抗力，稳定肝细胞膜，促进肝细胞再生和肝糖原合成，从而帮助受损肝脏修复。木瓜还含有多种氨基酸，能够满足肝病患者的营养需求。

● 食疗作用

木瓜特有的木瓜酵素能清心润肺，还可以帮助消化、治胃病，其木瓜碱具有抗肿瘤功效，有强烈的抗癌活性。木瓜水分较高，而热量很低，是肝病、肝癌患者的食疗佳品。

● 选购保存

买回的木瓜当天就要吃的话，应选瓜身全都黄透的，轻轻地按瓜肚有微软感即是熟透。瓜肚大证明木瓜肉厚。还可以通过瓜蒂的情况来推断瓜是否新鲜，如果是新采摘的木瓜，瓜蒂还会流出像牛奶一样的液汁。木瓜宜现买现吃，不宜冷藏。

● 应用指南

❶ 用于脾胃虚弱的肝病患者调理：雪梨、木瓜去皮去核切片，开火把猪肺片放进锅里余水。把所有材料放进锅里，大火烧开后再煲1.5小时，最后加盐调味即可。本品可增进肝病患者食欲，补充营养。

❷ 用于预防肝癌：木瓜切块，平铺碗底，鸡蛋和红糖打散，牛奶用微波炉稍微加温，加入蛋液内（牛奶和蛋液的比例大概是4∶1），把牛奶和蛋液倒入装木瓜的碗里，放入锅内蒸熟即可。

❸ 用于肝硬化患者调理：薏米50克，大麦芽30克，木瓜30克，红豆50克。红豆、薏米可先煮，或用高压锅同煮，全部食材熟烂后即可食用。一日两次分服。本方健脾利湿、疏肝和胃，适于各型肝炎、肝硬化患者。

木瓜鱼唇煲

🍲 材料

去皮木瓜100克，鱼唇90克，鹌鹑蛋80克，盐2克，鸡粉2克

🍚 做法

1. 木瓜去皮切块。
2. 锅内注水烧开，倒入鱼唇中火煮10分钟。
3. 倒入木瓜、鹌鹑蛋，续煮10分钟。
4. 加盐、鸡粉调味即可。

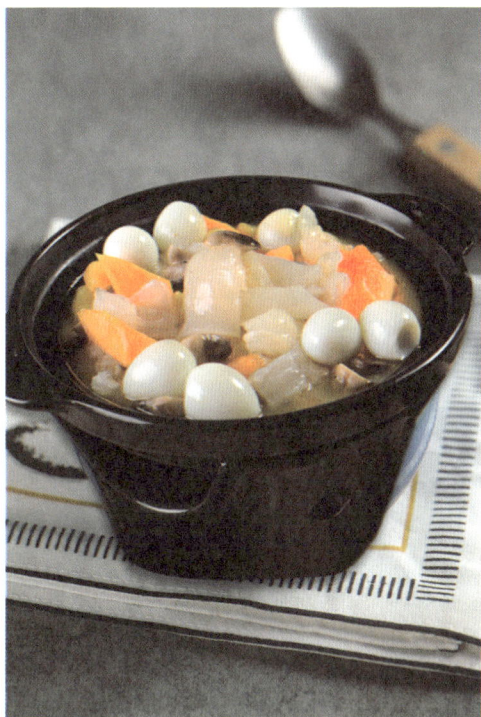

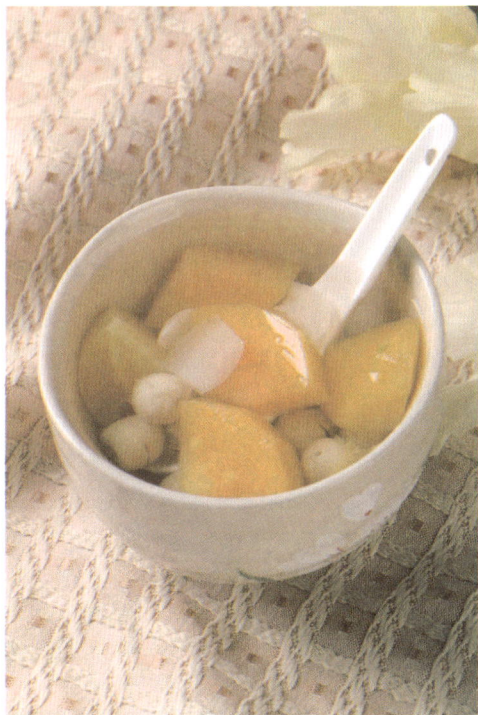

安神木瓜莲子汤

🍲 材料

木瓜50克，水发莲子30克，百合少许，白糖适量

🍚 做法

1. 洗净去皮的木瓜切成块，备用。
2. 锅中注水烧热，放入木瓜、莲子，烧开后转小火煮10分钟至食材熟软。
3. 将百合倒入锅中煮熟，加入少许白糖，搅拌均匀即可。

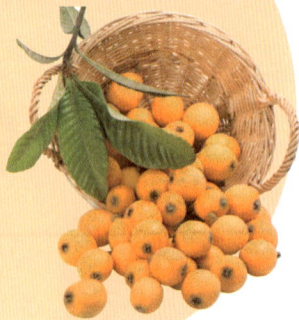

枇杷

性味归经

性凉，味甘、酸。归肝、肺、脾经。

调理关键

枇杷富含纤维素、果胶等，可促进肠道蠕动，辅助排便，缓解肝脏分解毒素的压力；所含的胡萝卜素及苦杏仁苷具有很好的抗癌防癌功效；丰富的维生素有助于减轻肝脏炎症，维持肝功能正常。

食疗作用

枇杷被称为"果之冠"，其中所含的有机酸能刺激消化腺分泌，对增进食欲、帮助消化吸收、止渴解暑有明显效果。枇杷果实及叶有抑制流感病毒的作用，常吃可以预防感冒。枇杷叶可晾干制成茶叶，有泄热下气、和胃降逆之功效，为止呕之良品，可治疗各种呕吐呃逆。

选购保存

枇杷要选择颜色金黄、不软不硬、无黑点、外皮上面有茸毛和果粉的。在阴凉通风条件下可存放一周，若存放于冰箱内冷藏则能保存更长时间。

应用指南

❶ 用于慢性肝病患者调理：大麦叶20克，枇杷20克，枸杞15克。将大麦叶洗净，枇杷去皮，加入枸杞煮30分钟，食果饮汤，能够和胃生津、养肝明目、消炎止痛。

❷ 用于肝炎急性期患者调理：鲜枇杷果（去皮）60克，薏米600克，鲜枇杷叶10克。将枇杷叶放入锅中，加清水适量，煮沸15分钟后捞去叶渣，加入薏米煮粥，待薏米烂熟时，加入枇杷果块，拌匀煮熟即成粥。此品可润肺止咳、和胃止呕。

❸ 用于肝硬化腹水患者调理：龟板25克，鳖甲15克，阿胶10克，生地、麦冬各15克，大腹皮25克，茯苓30克，泽泻、泽兰、白芍各15克，白茅根20克，翠衣25克，枇杷叶10克。水煎服，每日1剂，早晚各服1次。

枇杷糖水

🍅 材料
枇杷160克，冰糖30克

🍲 做法
1. 洗净的枇杷去除头尾，去皮去核，切成小瓣，备用。
2. 砂锅中注入适量清水烧开，倒入切好的枇杷，烧开后用小火煮10分钟。
3. 倒入冰糖，略煮一会儿，至其溶化即可。

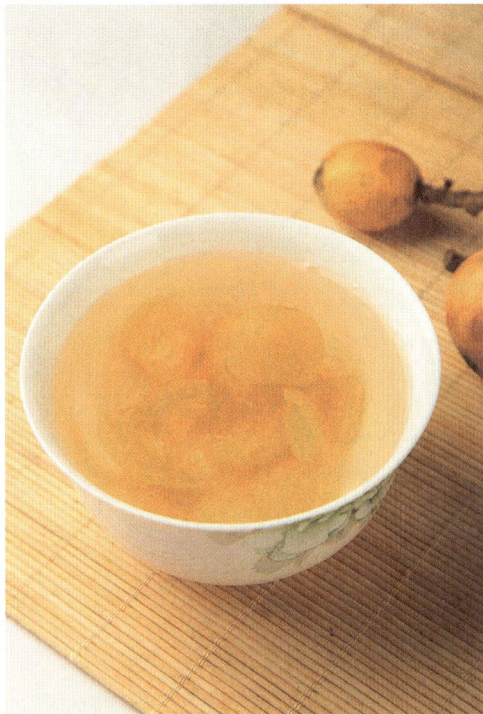

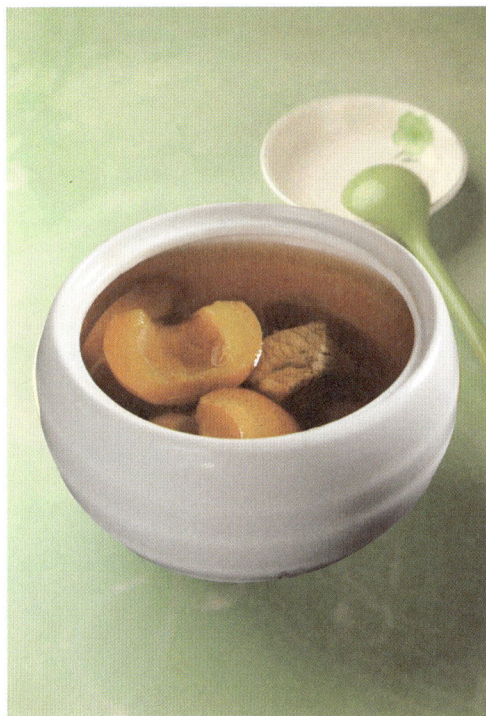

养生枇杷汤

🍅 材料
枇杷90克，猪肉150克，姜片适量，盐3克，鸡粉3克

🍲 做法
1. 猪肉切块；枇杷去核，对半切开。
2. 锅内注水烧开，倒入猪肉汆去血水，捞出待用。
3. 砂锅注水烧开，加入姜片、猪肉、枇杷，中火煮20分钟。
4. 加入盐、鸡粉拌匀调味即可。

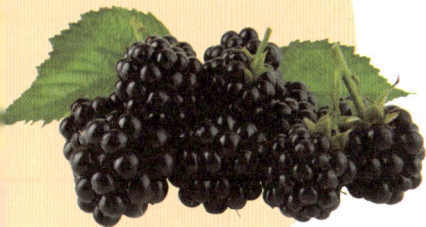

桑葚

性味归经

性寒，味甘。归心、肝、肾经。

调理关键

桑葚富含蛋白质，多种易被人体吸收的果糖，多种维生素（特别是胡萝卜素），铁、钙、锌、硒等矿物质以及纤维素等，其含有的糖类是构成人体组织和保护肝脏功能的重要物质。

食疗作用

桑葚具有补肝益肾、生津润肠、明目乌发等功效，可促进血红细胞的生长，防止白细胞减少，缓解眼睛疲劳干涩的症状。桑葚还具有促进消化、帮助排便等作用，适量食用能促进胃液分泌，刺激肠蠕动及解除燥热。桑葚能有效地扩充人体的血容量，且补而不腻，还有降低血脂、防止血管硬化的功效，适宜于高血压、冠心病及妇科病患者食疗。

选购保存

挑选桑葚应注意选择颗粒比较饱满、厚实、没有挤压出水的。新鲜桑葚不耐久放，应该尽快食用，或者做成果酱放入干净玻璃瓶中保存。

应用指南

❶ 用于女性肝病患者绝经前后诸症调理：桑葚、蜂蜜各适量，将桑葚水煎取出汁，以文火熬膏，加入蜂蜜拌匀饮服，每次10～15克，每日2～3次。

❷ 用于合并冠心病的肝病患者调理：桑葚、黑芝麻和粳米洗净，盛入容器，捣碎。砂锅中倒入600毫升水，武火煮沸，加白糖，熬至白糖溶化且再次煮沸后，将黑芝麻、桑葚和粳米置入锅中，熬至粳米熟透，呈糊状即可。此品具有滋阴补肾、益气安神的功效。

桑葚莲子银耳汤

材料
桑葚干5克，水发莲子70克，水发银耳120克，冰糖30克

做法
1. 洗好的银耳切成小块，备用。
2. 砂锅中注水烧开，倒入桑葚干，用小火煮15分钟，至其析出营养物质，捞出桑葚。
3. 倒入莲子、银耳，用小火再煮20分钟，至食材熟透。
4. 倒入冰糖，搅拌匀，用小火煮至冰糖溶化即可。

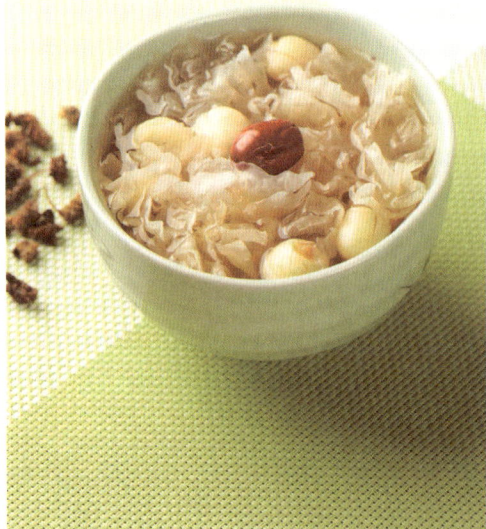

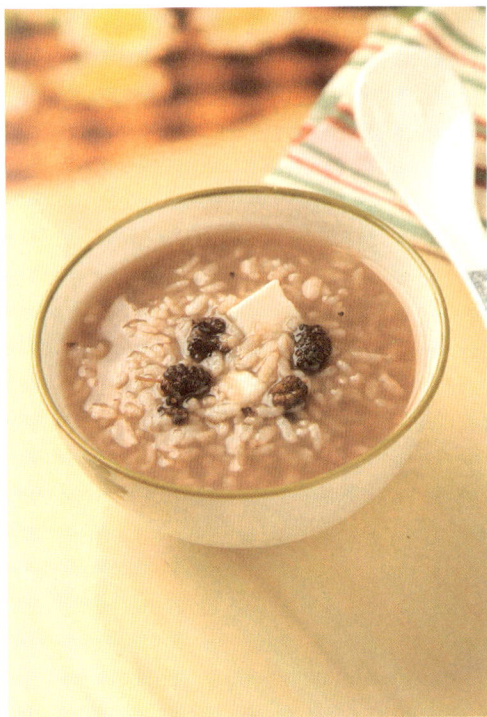

桑葚茯苓粥

材料
水发大米160克，茯苓40克，桑葚干少许，白糖适量

做法
1. 砂锅中注入适量清水烧热，倒入备好的茯苓，撒上洗净的桑葚干，放入洗好的大米，大火烧开后改小火煮50分钟，至米粒变软。
2. 加入白糖，搅拌匀，煮至糖溶化即可。

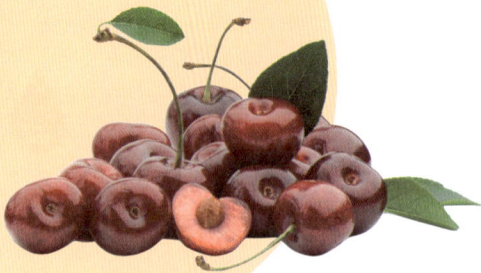

樱桃

主要营养成分

铁元素
维生素

性味归经

性热，味甘。归脾、胃经。

调理关键

樱桃含铁量高，而铁是合成人体血红蛋白、肌红蛋白的原料，在人体免疫、蛋白质合成及能量代谢等过程中，发挥着重要的作用。肝病患者多存在蛋白质代谢障碍，常食樱桃既可防治缺铁性贫血，又可增强身体抗病毒能力。

食疗作用

樱桃性热，兼具补中益气之功，能祛风除湿，对风湿腰腿疼痛有良效。樱桃树根还具有很强的驱虫、杀虫作用，可驱杀蛔虫、蛲虫、绦虫等。樱桃可以治疗烧烫伤，起到收敛止痛、防止伤处起疮化脓的作用。另外，樱桃还能治疗轻、重度冻伤，具有使面部皮肤红润嫩白、去皱消斑的美容效果。

选购保存

樱桃以深红或者偏暗红色，有弹性、厚实，果梗绿色的为佳。樱桃较易破损及变质，应轻拿轻放，置于冰箱冷藏保存，并尽快吃完。

应用指南

❶ 用于改善肝病面容：樱桃80克，猕猴桃60克，冷开水1杯。樱桃洗净后去核，猕猴桃洗净去皮切块，将樱桃和猕猴桃放入果汁机中，加冷开水搅成汁，倒出供饮（可加适量白糖调味）。此汁具有润泽皮肤的作用，可辅助治疗肝病患者皮肤色素沉着。

❷ 用于脾胃虚弱的肝病患者调理：樱桃500克，柠檬半个，白砂糖30克，冰糖80克。樱桃洗净，切开去核，加白砂糖拌匀，腌渍1小时。将樱桃和冰糖倒入锅中，加适量清水，小火煮至黏稠，挤入柠檬汁拌匀，放凉装瓶即可。

樱桃草莓汁

材料

草莓95克，樱桃100克，蜂蜜30毫升

做法

1. 洗净的草莓对半切开，切成小瓣儿。
2. 将洗净的樱桃对半切开，剔去核。
3. 备好榨汁机，倒入草莓、樱桃，倒入适量的凉开水，调整旋钮开始榨汁。
4. 待果汁榨好，倒入杯中，淋上备好的蜂蜜即可饮用。

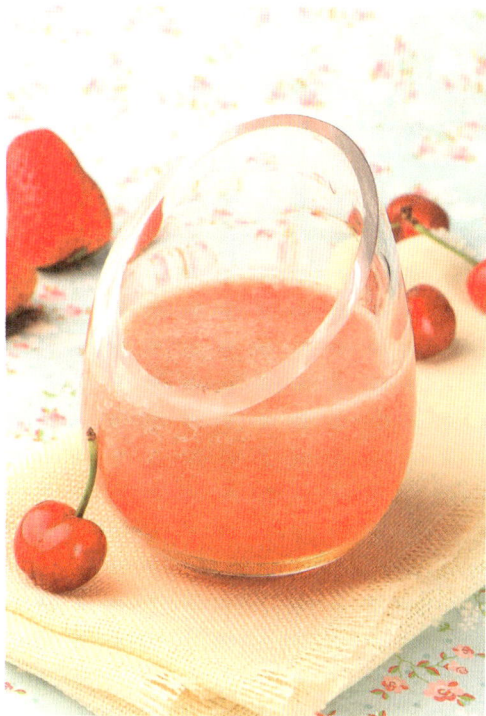

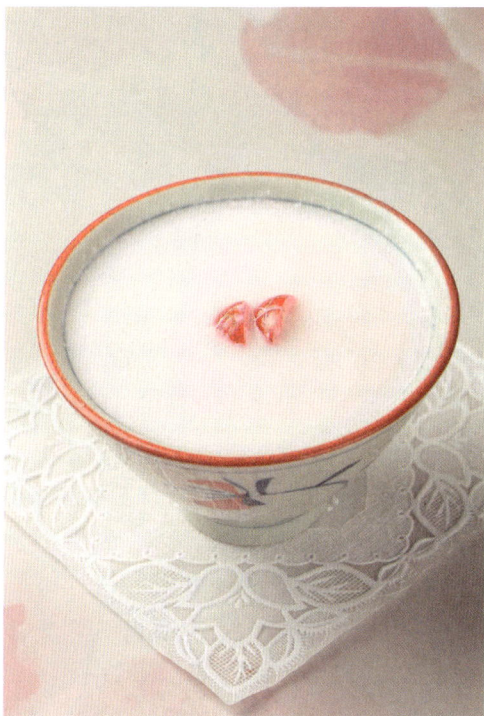

樱桃牛奶

材料

樱桃90克，脱脂牛奶250毫升

做法

1. 洗净的樱桃去核去蒂，切成粒。
2. 砂锅中注入适量清水烧开，倒入备好的牛奶，用勺搅拌匀，煮至沸。
3. 倒入切好的樱桃，略煮片刻即可。
4. 把煮好的樱桃牛奶盛入碗中。

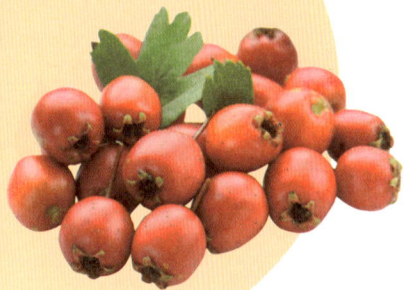

山楂

性味归经

性温，味甘、酸。归肝、胃、脾经。

主要营养成分

| 黄酮类物质、维生素C |
| 胡萝卜素 |

调理关键

山楂所含的黄酮类物质、维生素C、胡萝卜素能阻断并减少自由基的生成，提高人体免疫力，有防衰老、抗癌的作用。在肝病恢复期，有针对性地食用一些能提高免疫力的食物，可促进肝病患者身体的康复。

食疗作用

山楂能防治心血管疾病，具有扩张血管、增加冠状动脉血流量、改善心脏活力、兴奋中枢神经系统、降低血压和胆固醇、软化血管及利尿和镇静作用，对老年性心脏病有益处。山楂开胃消食，有很好的消食积滞作用。它还有活血化瘀的功效，有助于解除局部瘀血状态，对跌打损伤有辅助疗效，对子宫有收缩作用，在孕妇临产时有催生之效，并能促进产后子宫复原。

选购保存

山楂以近似正圆，表皮上点少而光滑，果肉呈白色、黄色或红色，质软的为佳。新鲜的山楂宜放入冰箱冷藏。

应用指南

❶ 用于脂肪肝患者调理：山楂15克，荷叶12克。将山楂洗干净，去核切碎。将荷叶洗干净，晒干，切成丝。两者混匀，沸水冲泡，闷泡20分钟即可饮用，适用于脂肪肝及肝区不适、脘腹胀满、恶心欲吐者。

❷ 用于体质虚弱的肝病患者调理：山楂、枸杞各15克。二者加沸水冲泡，每日频饮，适用于慢性肝病患者病后体虚乏力、食欲不振、消化不良、腰膝酸软、目暗昏花等症。

❸ 用于便秘、腹胀的肝病患者调理：山楂200克，梨500克，白糖适量。山楂洗净去核，梨去皮、核，切丝，锅内放糖，加适量水熬至糖起丝，放入山楂炒至糖汁浸透时起锅，与梨丝共用。本品具有滋阴通便、消积导滞的作用。

山楂水

🥄 材料
鲜山楂75克，白糖适量

🍲 做法
1. 将洗净的山楂切开，去除果蒂果核，切成小块。
2. 砂锅中注入适量清水烧开，放入切好的山楂，盖上盖，烧开后用小火续煮15分钟至熟。
3. 揭盖，加入白糖，搅拌均匀，煮至溶化。
4. 关火后盛出煮好的山楂水即可。

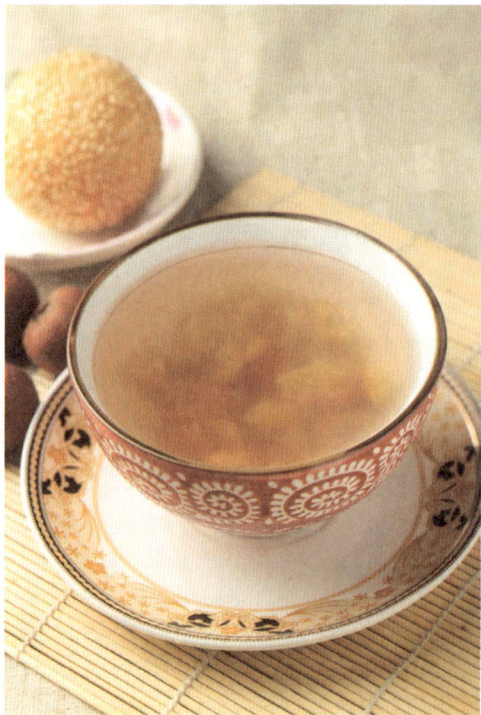

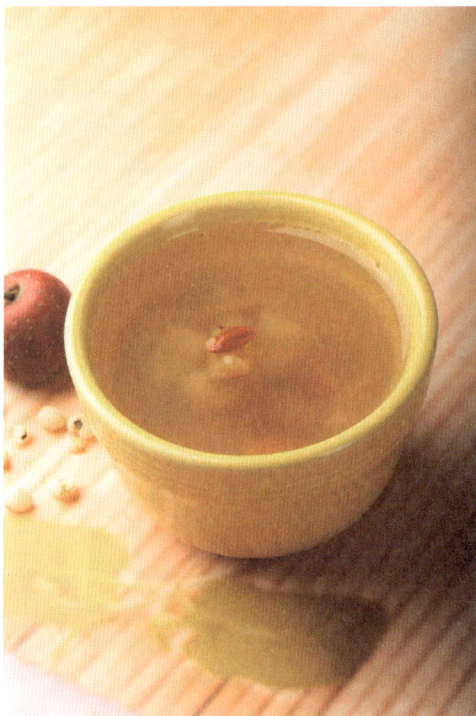

山楂薏米水

🥄 材料
新鲜山楂50克，水发薏米60克，蜂蜜10毫升

🍲 做法
1. 洗好的山楂切开，去核，切成小块。
2. 砂锅中注入适量清水烧开，倒入洗好的薏米，加入切好的山楂，拌匀，盖上盖，用小火煮20分钟。
3. 将煮好的薏米水滤入碗中，倒入蜂蜜搅拌匀即可。

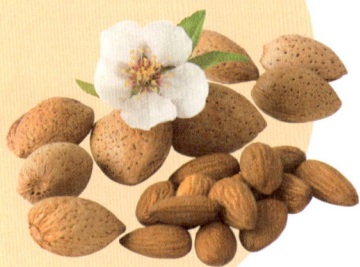

杏仁

• 性味归经

性微温，味苦。归肝、大肠经。

• 调理关键

杏仁中蛋白质、维生素含量高，可促进肝脏修复及再生；所含的膳食纤维可以让人减少饥饿感，既有助于肝脏排毒，又可以遏制脂肪肝的发展；所含的胡萝卜素及苦杏仁苷具有很好的防癌抗癌效果，可预防肝癌的发生。

• 食疗作用

杏仁有"抗癌果"之称。它含有丰富的脂肪油，能降低胆固醇，因此对防治心血管系统疾病有良好的作用。中医理论认为，杏仁具有生津止渴、润肺定喘的功效，对冠心病患者也能起到滋润濡养之效。

• 选购保存

杏仁的形状以仁粒饱满、大小均匀为好，色泽以黄褐色、深浅一致、有光泽为好。杏仁具有固有的香味，不能带有其他异味，如霉味、酒味、农药味等。杏仁宜存放于凉爽干燥处，避免暴露于浓烈气味中，因为长时间暴露，杏仁会吸收其他物质的气味。

• 应用指南

❶ 用于肝病患者便秘的调理：杏仁10克，梨1个，冰糖30克。梨削皮去核，切成小块，与杏仁、冰糖共置碗中，加适量水放锅内，隔水炖1小时即可，每天1次。
❷ 用于慢性肝病患者的风热感冒调理：桑叶10克，菊花10克，杏仁10克，冰糖适量。将杏仁捣碎后与桑叶、菊花、冰糖共置保温瓶中，加沸水冲泡，盖上盖闷15分钟后，即可当茶水饮用，边饮边加开水，每天1剂，可避免药物对肝脏产生不良影响。
❸ 用于慢性肝病患者提高免疫力：甜杏仁（去皮、去尖）10克，大米50克。将甜杏仁研成泥状，将大米淘洗干净，两味相和加适量水煮开，再用慢火煮烂即可。每日2次，可作为早晚餐。

芝麻杏仁粥

🍲 材料

水发大米120克，黑芝麻6克，杏仁12克，冰糖25克

🍚 做法

1. 锅中注水烧热，放入洗净的杏仁，倒入泡好的大米，搅拌匀，再撒上洗净的黑芝麻，轻轻搅拌几下，使食材散开，用大火煮沸，再转小火煮30分钟至米粒变软。
2. 取下盖子，放入备好的冰糖，轻轻搅拌匀，再用中火续煮至冰糖完全溶化即可。

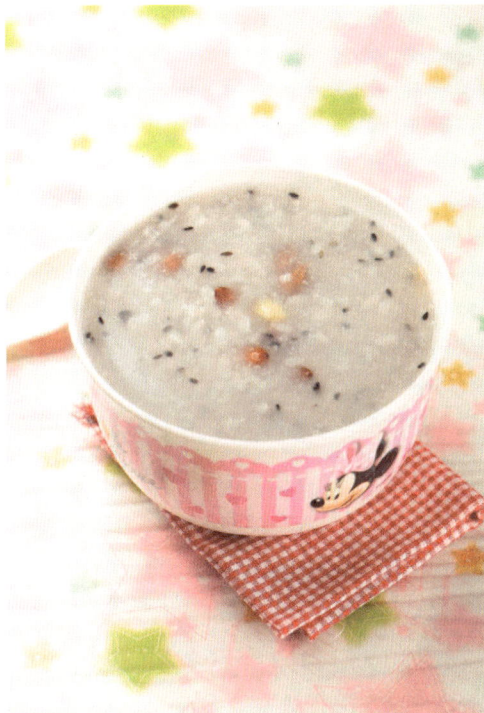

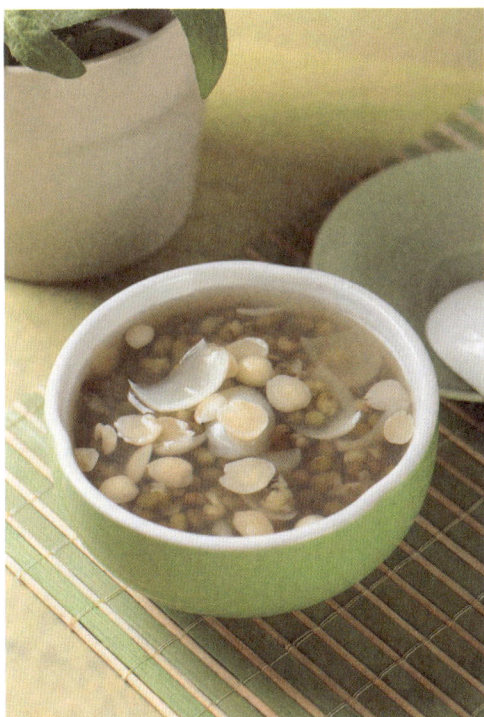

绿豆杏仁百合甜汤

🍲 材料

水发绿豆140克，鲜百合45克，杏仁少许，冰糖适量

🍚 做法

1. 砂锅中注入适量清水烧开，倒入洗好的绿豆、杏仁，盖上盖，烧开后用小火煮30分钟。
2. 揭开盖，倒入洗净的鲜百合瓣拌匀，再盖上盖，用小火煮15分钟至食材熟透。
3. 揭开盖，放入冰糖，搅拌至完全溶化即可。

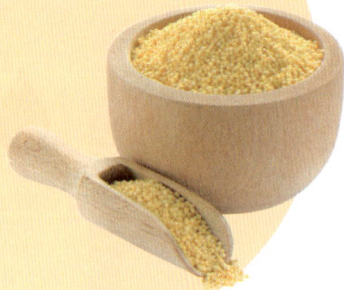

小米

| 维生素、氨基酸 |
| 脂肪、纤维素、糖类 |

● 性味归经

性凉，味甘、咸；陈者性寒，味苦。归脾、肾经。

● 调理关键

小米含多种维生素、氨基酸、脂肪、纤维素和糖类，营养价值非常高，含铁量也非常高，可以改善肝炎及肝硬化患者贫血的症状。小米因富含维生素B_1、维生素B_2等，对肝病引起的消化不良有缓解作用。

● 食疗作用

中医认为，小米有清热解渴、健胃祛湿、和胃安眠等功效。用小米煮粥，睡前服用，易使人安然入睡。小米滋阴，是碱性谷类，身体有酸痛或胃酸不调者也可常吃。小米还能除口臭，减少口中的细菌滋生。小米含有丰富的氨基酸，可帮助预防流产、抗菌及预防女性阴道炎。另外，小米对腹泻、呕吐、消化不良及糖尿病等也有食疗效果。

● 选购保存

宜挑选米粒大小、颜色均匀，无虫，无杂质的。贮存于低温干燥避光处。

● 应用指南

❶ 用于肝癌患者调理：牛奶50毫升，鸡蛋1个，小米100克，白糖5克。小米洗净，浸泡片刻；鸡蛋煮熟后切碎；锅置火上，注入清水，放入小米，煮至八成熟，倒入牛奶，煮至米烂，再放入鸡蛋，加白糖调匀即可。

❷ 用于脾胃虚弱的慢性肝病患者调理：山药、黑芝麻各适量，小米70克，盐2克，葱花8克。小米泡发洗净，锅置火上，倒入清水，放入小米、山药煮开，加入黑芝麻同煮至浓稠状，调入盐拌匀，撒上葱花即可。

❸ 用于肝硬化腹水患者的调理：小米80克，水发黄豆80克，白糖3克。锅置火上，倒入清水，放入小米与黄豆，用大火煮开，待煮至浓稠状，调入白糖拌匀即可。

小米红枣粥

材料
小米400克，红枣8克，红糖15克

做法
1. 砂锅中注入适量清水烧开，倒入备好的小米，大火煮开后转小火煮20分钟。
2. 倒入红枣搅匀，续煮5分钟，加入红糖，持续搅拌片刻即可。

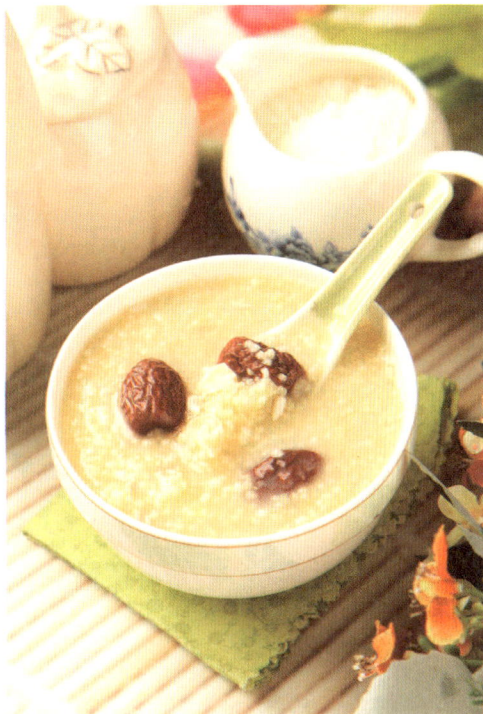

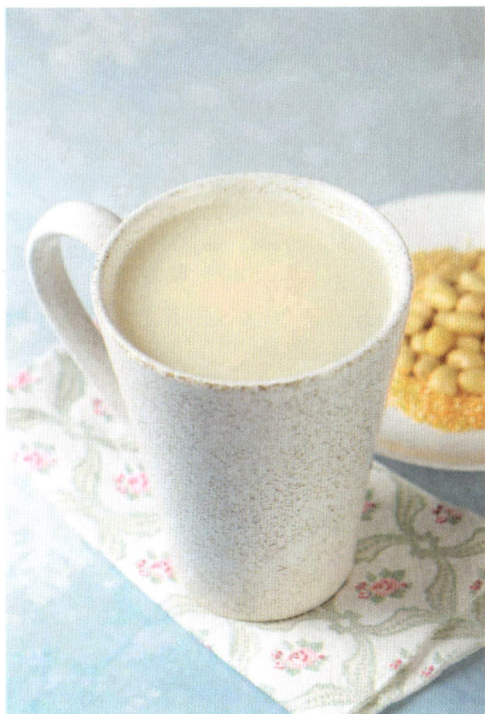

玉米小米豆浆

材料
玉米碎8克，小米10克，水发黄豆40克

做法
1. 将小米、玉米碎用手搓洗干净，把所有的材料倒入豆浆机中，注入适量清水。
2. 盖上豆浆机机头，选择"五谷"程序，制成豆浆。
3. 煮好的豆浆用滤网过滤后倒入杯中即可。

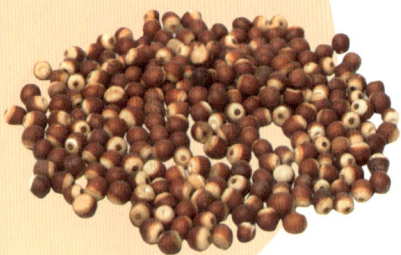

芡实

主要营养成分

淀粉、维生素
矿物质

性味归经

性平，味甘、涩。归心、肾、脾经。

调理关键

芡实富含淀粉，可为人体提供热能，并含有多种维生素和矿物质，可保证体内所需营养成分，促进肝细胞修复及再生。芡实可以增强小肠吸收功能，提高尿木糖排泄率，增加血清胡萝卜素浓度，从而起到预防肝癌的作用。

食疗作用

芡实具有固肾涩精、补脾止泄的功效，主治腰膝痹痛、遗精、淋浊、带下、小便不禁、大便泄泻等病症。芡实可预防肝癌、肺癌、胃癌。

选购保存

没霉味、没酸臭味、没硫黄味的芡实品质较佳，以颗粒完整、饱满均匀、断面色白、粉性足、无碎屑、无泥杂、身干不蛀者为佳。把新鲜芡实放入封口袋中，加入适量的水，封好，放入冰箱中冷冻保存。

应用指南

❶ 用于传染性肝炎患者神经衰弱的调理：芡实30克，糯米100克，桂圆肉15克，酸枣仁15克，蜂蜜25毫升。把糯米、芡实混合，加桂圆肉、水，先煮沸，再用小火煮30分钟，加入酸枣仁，煮20分钟，最后加入蜂蜜即可。

❷ 用于肝病合并糖尿病患者调理：芡实100~150克，老鸭1只（去毛和内脏，洗净）。将芡实放鸭腹中，置瓦罐内加水，文火煮2小时，加盐及调味品服食。此方滋阴养胃、健脾利水、固肾涩精。

芡实大米粥

🍲 材料

水发大米150克，水发芡实70克

🍜 做法

1. 砂锅中注水烧开，倒入备好的芡实，烧开后用小火煮10分钟至其变软。
2. 倒入备好的大米，搅拌片刻，用小火续煮30分钟至大米完全熟软。
3. 持续搅拌片刻，将煮好的粥盛出，装入碗中即可食用。

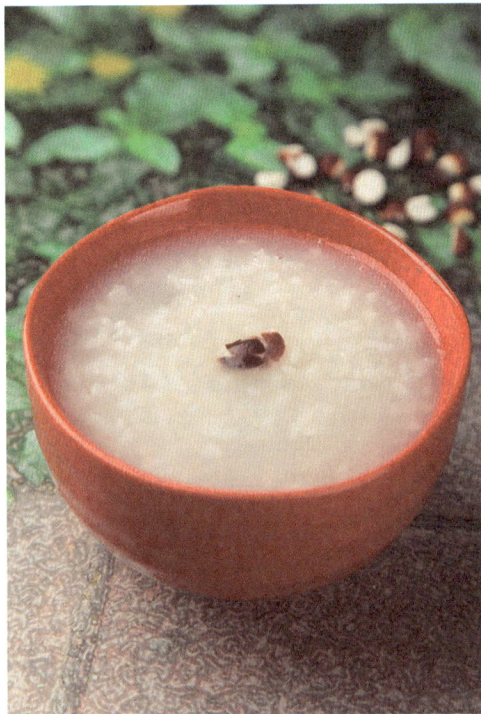

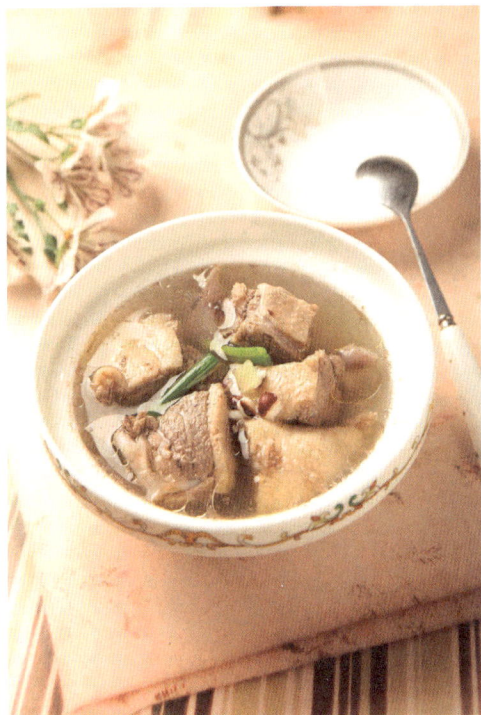

芡实炖老鸭

🍲 材料

鸭肉500克，芡实50克，姜片、葱段各少许，盐2克，鸡粉2克，料酒10毫升

🍜 做法

1. 锅中注水烧开，倒入洗净切好的鸭肉，淋入少许料酒，汆去脏污，捞出，沥水待用。
2. 砂锅中注水，用大火烧热，倒入备好的芡实、鸭肉，再加入料酒、姜片，烧开后转小火煮1小时至食材熟透。
3. 加入盐、鸡粉，搅拌片刻至食材入味，盛出装碗，撒上葱段即可。

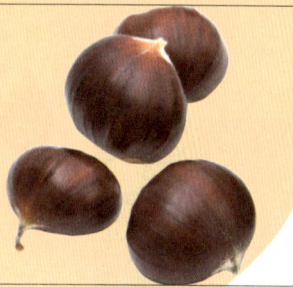

板栗

性味归经

性温,味甘、平。归脾、胃、肾经。

主要营养成分
糖类、维生素
矿物质

调理关键

板栗中含有的维生素、矿物质,既可补充肝病患者自身吸收不足导致的缺乏,又有助于抗病毒,增强肝脏解毒能力,提高人体抵抗力;富含的糖类可为人体迅速补充能量,还能帮助脂肪代谢,减轻肝脏负担。

食疗作用

板栗中富含的不饱和脂肪酸、维生素和矿物质,能防治高血压病、冠心病、动脉硬化、骨质疏松等疾病,是抗衰老、延年益寿的滋补佳品。板栗含有维生素B_2,常吃对日久难愈的小儿口舌生疮和成人口腔溃疡有益。板栗含有丰富的维生素C,能够维持牙齿、骨骼、血管、肌肉的正常功能。

选购保存

好的板栗仁淡黄、结实、肉质细、水分少、甜度高、糯质足、香味浓,可放在阴凉通风处保存;如果是剥皮的板栗,用保鲜袋密封放入冰箱冷藏。

应用指南

❶ 用于肾虚腰痛无力的肝病患者:板栗300克,白糖100克,生粉50克。将板栗放入锅中加清水略煮,再去壳去皮,栗肉上笼蒸酥,等栗肉冷却后切成粒状。锅内加清水,倒入栗肉、白糖,用大火煮沸后转用小火略焖,再用生粉勾薄芡即成,当点心食用。

❷ 用于急性肝炎患者调理:猪瘦肉250克先入炒锅翻炒片刻,再倒入砂锅,放入板栗肉,加适量水,用武火烧沸,再改用文火慢炖,熟烂后加入盐、酱油、味精调味。本菜肴能健脾理气,对急性肝炎合并脾胃消化不佳者颇为适宜。

板栗腐竹煲

🍲 材料

水发腐竹80克，板栗50克，青椒、红椒各50克，蒜末、葱花各适量，盐3克，鸡粉3克，白糖2克，生抽、水淀粉、食用油各适量

😋 做法

1. 洗好的青椒、红椒切成圆段；水发腐竹切段，下入油锅炸至金黄色，捞出。
2. 油锅中放入板栗，炸干水分，捞出，沥干油待用。
3. 砂锅注油烧热，倒入蒜末爆香，倒入腐竹、板栗炒匀，加入调味料，用小火焖煮4分钟，倒入青椒、红椒，炒至断生，倒入水淀粉勾芡，撒上葱花即可。

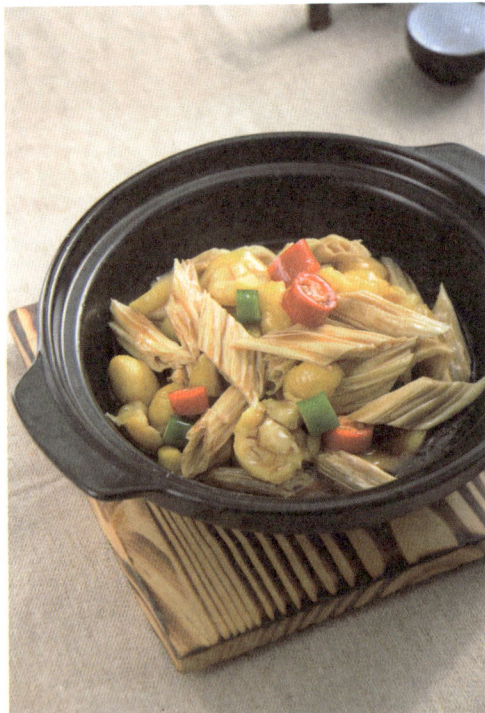

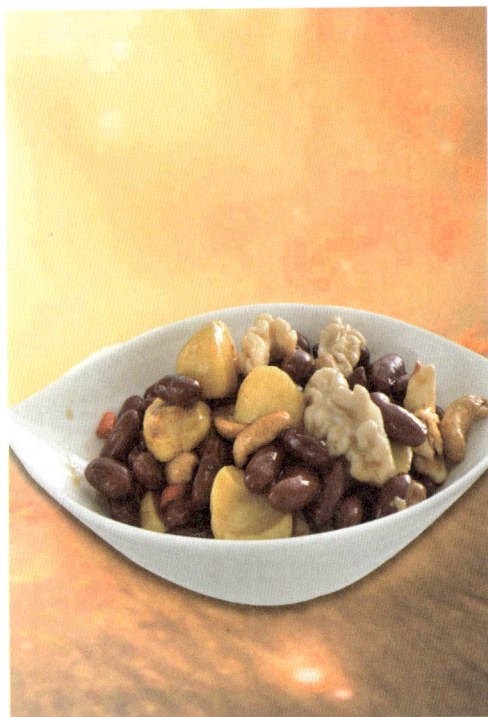

御膳四宝

🍲 材料

核桃仁100克，腰豆80克，熟腰果60克，小米椒段少许，板栗肉90克，冰糖20克

😋 做法

1. 锅内注水煮沸，放入腰豆、核桃仁、板栗肉，盖上盖，转小火煮20分钟至锅中材料熟透。
2. 揭开盖，放入熟腰果、小米椒，撒入冰糖，拌匀。
3. 再盖上盖，煮2分钟至冰糖完全溶入汤汁中即可。

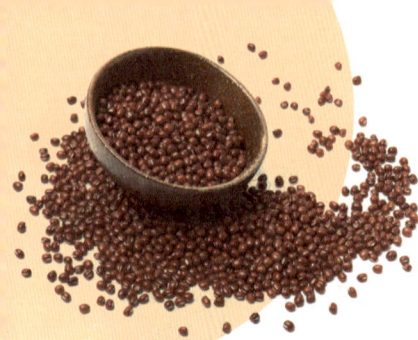

红豆

性味归经

性平，味甘、淡。归小肠、心经。

主要营养成分

膳食纤维、植物蛋白
叶酸

调理关键

红豆富含膳食纤维，可加快肠道蠕动，减少血液中胆固醇及葡萄糖的再吸收，帮助肝脏排毒。红豆所含的蛋白质中赖氨酸含量较高，且富含叶酸，可减轻肝脏炎症，缓解病情，具有利水渗湿的作用，多用于肝硬化腹水的调理。

食疗作用

红豆含有较多的膳食纤维，对冠心病患者的血压、血脂、血糖能起到调理作用。红豆还含多种维生素和矿物质，对心脏病、肾病、水肿患者均有益，具有利湿消肿、清热退黄、润肠通便、消脂解毒、降压降脂的作用。

选购保存

红豆要选择有光泽、形态饱满、无虫蛀的。豆子色泽暗淡无光、干瘪，说明放置时间较长，不宜选用。应装进密封的盒子或袋子中，放置于阴凉干燥处储存。

应用指南

❶ 用于肝硬化腹水的调理：白茯苓粉20克，红豆50克，薏米100克，白糖适量。红豆、薏米共煮粥，至粥成后，加茯苓粉稍煮片刻，加白糖调味。本品可健脾祛湿，用于腹部胀大、按之如囊裹水或绷急如鼓，以及腹部青筋显露、小便短少不利者。

❷ 用于黄疸型肝炎调理：鲤鱼500克，红豆120克，陈皮6克，白糖适量。将鲤鱼去鳞杂洗净，加陈皮、红豆共煮，以熟烂为度，加白糖，吃肉喝汤。

❸ 用于慢性肝病患者调理：无花果200克，红豆150克，黑花生150克，黑玉米2个，清水1500毫升，炖煮后食用，具有利湿排毒、养肝护肝的功效。

红豆山药羹

材料

水发红豆150克，山药200克，白糖、水淀粉各适量

做法

1. 洗净去皮的山药切成丁，备用。
2. 砂锅中注入适量清水，倒入洗净的红豆，用大火煮开后转小火煮40分钟，放入山药丁，用小火续煮20分钟至食材熟透。
3. 加入白糖、水淀粉，拌匀即可。

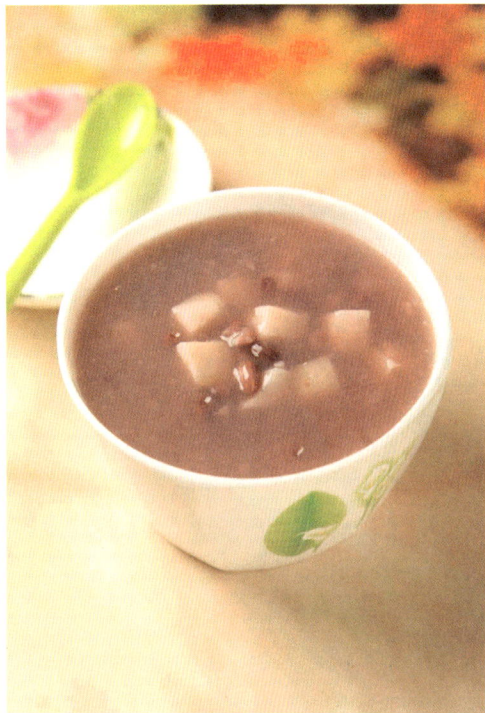

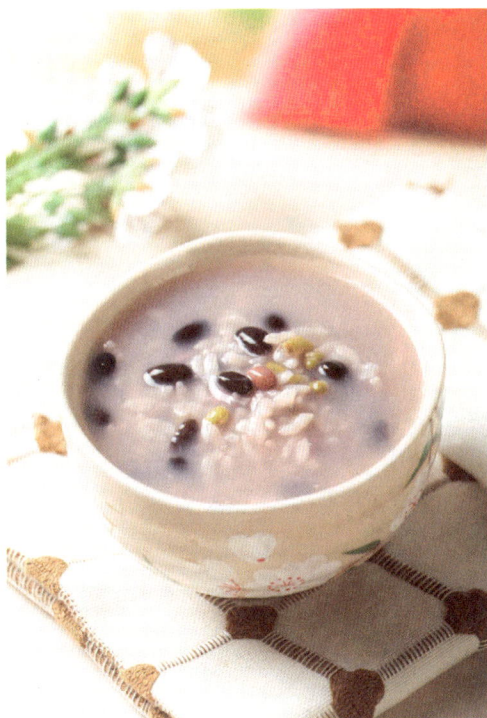

三豆粥

材料

水发大米120克，水发绿豆70克，水发红豆80克，水发黑豆90克，白糖6克

做法

1. 砂锅中注入适量清水烧开，倒入洗净的绿豆、红豆、黑豆、大米拌匀，烧开后用小火煮40分钟至食材熟透。
2. 加入白糖拌匀，煮至白糖溶化即可。

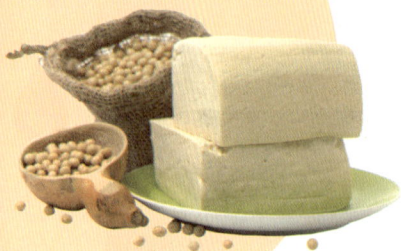

豆腐

性味归经

性凉，味甘。归大肠、胃、脾经。

主 要 营 养 成 分

蛋白质、脂肪、糖类
维生素、矿物质

调理关键

豆腐的营养价值较高，而且还含有脂肪、糖类、维生素和矿物质等，能够宽中益气、和脾胃、抗癌，还可以降低血铅浓度、保护肝脏、促进新陈代谢，对肝病患者能起到一定的滋补肝阴的功效。

食疗作用

豆腐号称"更年期的保护神"，它能有效预防骨质疏松。在健脑的同时，还能显著降低血浆胆固醇、三酰甘油和低密度脂蛋白。大豆中含有的皂苷能清除体内自由基，具有显著的抗癌活性，具有抑制肿瘤细胞生长、抑制血小板聚集、抗血栓等功效，对冠心病患者能起到很好的食疗作用。

选购保存

优质豆腐块形完整，软硬适度，富有一定的弹性，质地细嫩，结构均匀，无杂质。置冰箱内冷藏。

应用指南

❶ 用于黄疸型肝炎患者调理：锅中加入清水1250毫升，放入姜，滚沸后下煎黄的泥鳅300克，煮至熟，再下豆腐，煮熟后调入适量食盐即可。豆腐滚泥鳅是养肝的食疗方，有退黄疸的作用，还可提高血清蛋白。

❷ 预防肝癌：豆腐搅打成泥状；干香菇泡发；鸡蛋打入豆腐泥中，搅拌均匀。虾仁切丁，泡发的香菇切成丁，一同倒入豆腐泥中，调入盐、料酒、胡椒粉，彻底搅拌均匀。将豆腐泥盛入碗中，放入蒸锅中，大火蒸10分钟，出锅后在表面撒少许香葱末，滴几滴芝麻油即可。

野菌焗豆腐

材料

西蓝花60克，豆腐150克，水发香菇60克，姜片、葱段各适量，生抽5毫升，蚝油5毫升，盐3克，水淀粉、料酒、食用油各适量

做法

1. 洗净的豆腐切成方块；香菇切成丁；西蓝花洗净切成小朵，余水待用。

2. 用油起锅，放入姜片、葱段爆香，倒入香菇炒匀，再倒入豆腐块、料酒炒匀，倒入适量清水煮至沸。

3. 加入生抽、蚝油、盐、水淀粉，翻炒至食材入味，点缀西蓝花，摆盘即可。

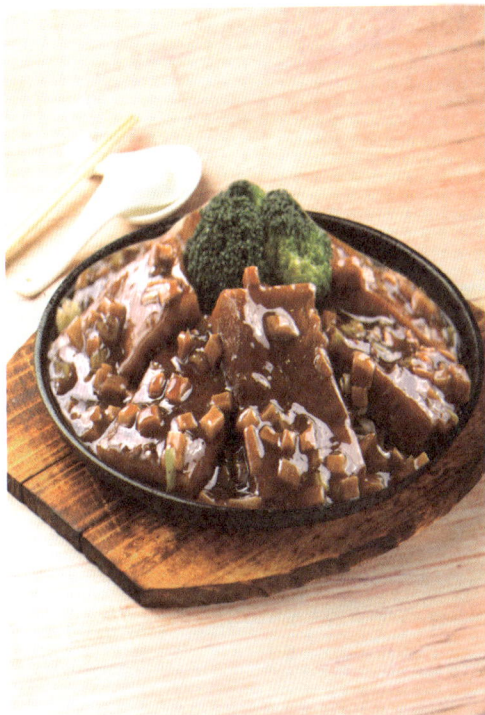

白菜豆腐汤

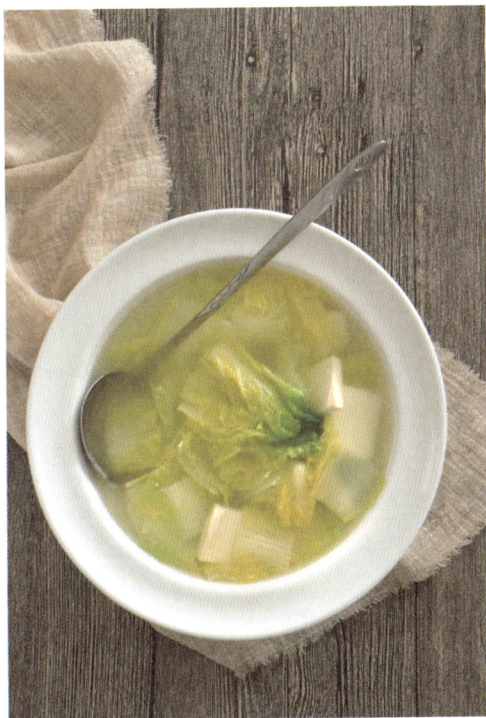

材料

白菜60克，豆腐100克，盐3克，鸡粉3克，食用油适量，芝麻油少许

做法

1. 洗净的白菜切成段，洗好的豆腐切成小方块。

2. 锅中注入适量清水烧开，加食用油、盐、鸡粉。倒入豆腐，煮2分钟。放入白菜，煮1分钟至熟。

3. 淋入芝麻油，拌匀即可。

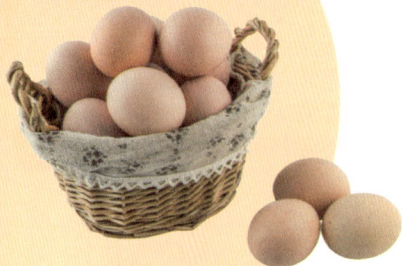

鸡蛋

性味归经

性平，味甘。归脾，胃经。

调理关键

鸡蛋含有丰富的蛋白质，能够为肝炎患者提供丰富的营养成分，有利于增强肝炎患者的体质；所富含的卵磷脂可促进肝细胞再生。鸡蛋的脂肪含量少，脂肪肝患者经常食用也不会增加肝脏负担。

食疗作用

鸡蛋可补肺养血、滋阴润燥、补脾和胃，用于气血不足、热病烦渴、胎动不安等，是扶助正气的常用食品。其还可用于血虚所致的乳汁减少、眩晕、夜盲；病后体虚、营养不良；阴血不足所致的失眠、烦躁、心悸；肺胃阴伤所致的失音、咽痛等。

选购保存

用左手握成圆形，将鸡蛋放在圆形末端，对着日光透射，新鲜的鸡蛋呈微红色，半透明状态，蛋黄轮廓清晰；昏暗不透明或有污斑的，说明鸡蛋已经变质；用手轻轻摇动，没有声音的是鲜蛋，有水声的是陈蛋；将鸡蛋放入冷水中，下沉的是鲜蛋，上浮的是陈蛋。鸡蛋大头向上，小头朝下，直立存放在冰箱冷藏室保存。

应用指南

❶ 用于急性黄疸型肝炎调理：鸡蛋2个，谷糠100克，蜂蜜50毫升。先用2碗水将谷糠煎至1碗，去渣后加入鸡蛋、蜂蜜煮熟，每日1次。此方可治疗急性黄疸型肝炎，以纳食不香为主症者。

❷ 用于肝硬化患者调理：首乌20克，红枣10枚，鸡蛋2个，加水适量同煮，水煎至1碗后去渣，加调料，饮汤吃蛋，每日1次，连服20天为1个疗程。此方对慢性肝炎及肝硬化患者有效。

❸ 用于湿热型黄疸调理：栀子根30克，鸡蛋2个，用水煮半小时，去渣及蛋壳即可。每日1剂，分2次食用。此方对湿热型黄疸，症见发热、口苦、口渴有效。

鸡蛋蔬菜三明治

🍅 材料

吐司2片，火腿2片，生菜80克，西红柿2片，黄瓜6片，鸡蛋1个，色拉油、黄油各适量，沙拉酱适量

🍲 做法

1. 煎锅注入少许色拉油，打入鸡蛋，煎至成形，翻面，至其熟透后盛出。
2. 再放入火腿片，煎至两面呈微黄色后盛出。
3. 煎锅洗净烧热，放入吐司，加入黄油，煎至金黄色。
4. 在一片吐司上依次放入沙拉酱、荷包蛋、火腿片、西红柿片、黄瓜片、生菜叶，盖上另一片吐司，切成两半即可。

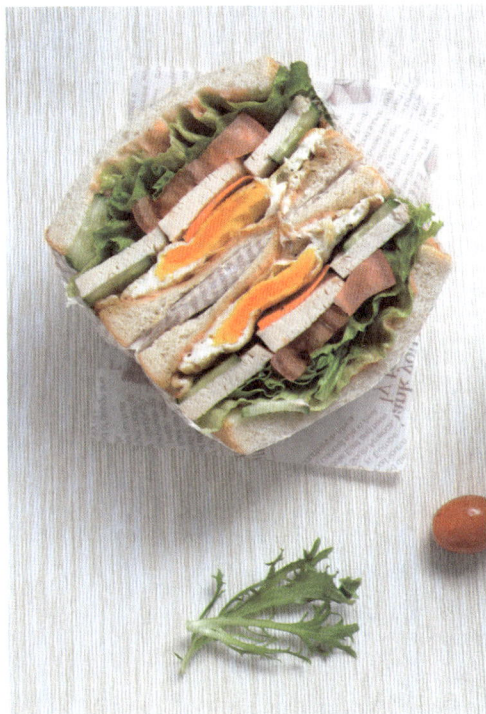

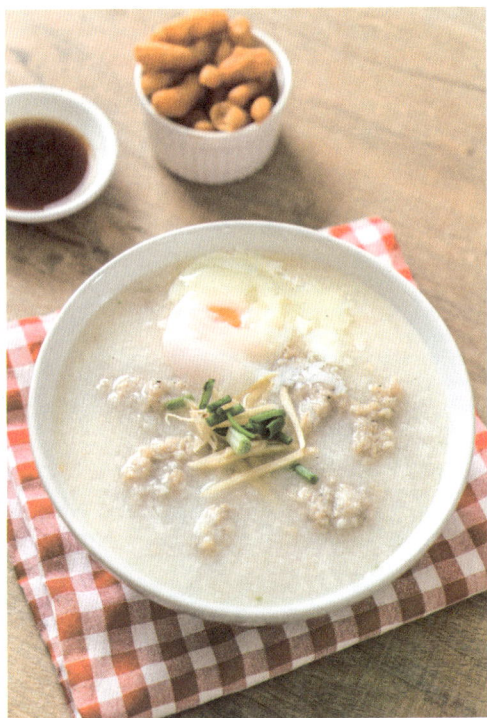

鸡蛋猪肉粥

🍅 材料

水发大米100克，鸡蛋1个，猪肉末50克，姜丝、葱花各适量，盐1克，鸡粉1克，食用油适量

🍲 做法

1. 猪肉末加入盐、鸡粉、食用油拌匀，腌渍入味。
2. 砂锅中注入适量清水烧热，倒入水发大米，搅拌均匀，大火烧开后转小火煮30分钟至熟软。
3. 倒入猪肉末拌匀，打入鸡蛋煮5分钟，盛入碗中，撒上姜丝和葱花即可。

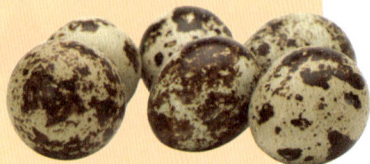

鹌鹑蛋

● 性味归经

性平，味甘。入肝、肾经。

● 调理关键

鹌鹑蛋含有丰富的蛋白质，可使肝细胞再生和修复，并能提高人体免疫力；其含有的维生素B_2还可加速肝脏及血液中脂肪的排出，保护血管，防止脂质的沉积，可以防治脂肪肝。

● 食疗作用

鹌鹑蛋含丰富的蛋白质、脑磷脂、卵磷脂、赖氨酸、胱氨酸、维生素A、维生素B_2、维生素B_1、铁、磷、钙等营养物质，可补气益血、强筋壮骨。鹌鹑蛋的营养价值很高，超过其他禽蛋，最适合体质虚弱、营养不良、气血不足者和处于生长发育期的少年食用。但是鹌鹑蛋含胆固醇太高，不宜多食。

● 选购保存

将鹌鹑蛋放入冷水中，下沉的是鲜蛋，上浮的是陈蛋；用手轻轻摇动，没有声音的是鲜蛋，有水声的是陈蛋。鹌鹑蛋在常温下（20℃）能存放4~5天，存放前不可用水冲洗。从冰箱中取出后要尽快食用，不可久置或再次冷藏。

● 应用指南

❶ 用于病毒性肝炎患者的调理：当归30克、枸杞30克、鹌鹑蛋10颗同入砂锅，加水适量，煨煮30分钟，鹌鹑蛋去壳后再放入锅中，小火同煨煲10分钟即可。本食疗方对肝阴不足型病毒性肝炎尤为适宜。

❷ 用于肝硬化腹水患者的调理：艾叶10克，鹌鹑蛋2颗，同放锅内，加清水400毫升煮至蛋熟，去汤吃蛋，每日1次，可温阳散寒、益气补虚，适用于腹部胀大如鼓，下肢水肿、按之如泥，面色晦黄，尿少便溏者。

鹌鹑蛋青豆沙拉

🐷 材料

鹌鹑蛋2颗，青豆100克，胡萝卜丁100克，玉米粒100克，盐适量

😋 做法

1. 鹌鹑蛋入沸水锅中煮熟，剥去外壳，对半切开，待用。
2. 将青豆、胡萝卜丁、玉米粒洗净，入沸水锅中氽至熟，加入盐拌匀，捞出。
3. 取一小碗，将青豆、胡萝卜丁、玉米粒搅拌匀后装入玻璃杯，摆上鹌鹑蛋即可食用。

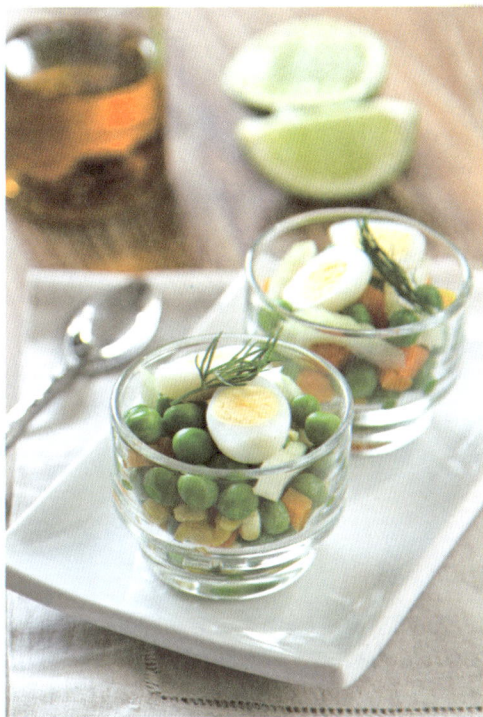

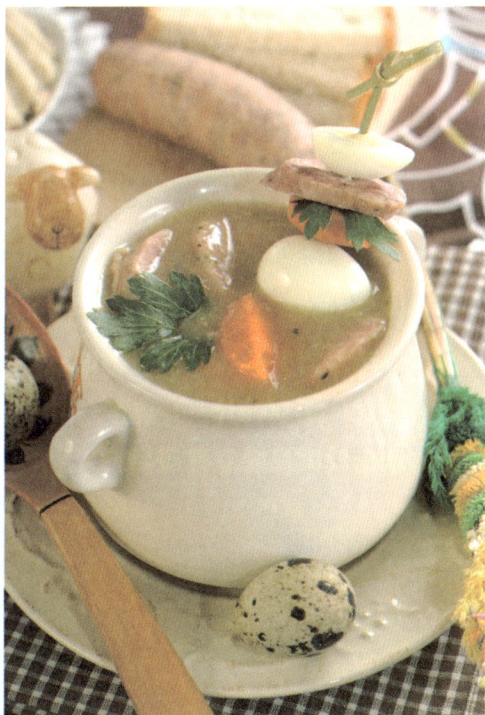

鹌鹑蛋罗宋汤

🐷 材料

熟鹌鹑蛋（去壳）8颗，洋葱半个，胡萝卜1根，包菜100克，红肠1根，白糖、盐、番茄酱、食用油各适量

😋 做法

1. 洋葱洗净切碎；胡萝卜洗净去皮，一半切成碎，一半切成块；红肠切成片；包菜切小块。
2. 用油起锅，放入洋葱碎、胡萝卜碎炒匀，加入番茄酱，煸炒出汁，注入适量清水烧开，下入红肠、鹌鹑蛋、包菜、胡萝卜块，煮至食材熟透，放入盐和白糖调味即可。

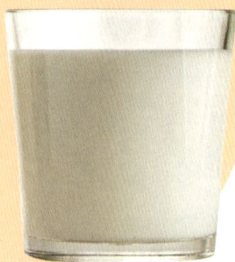

酸奶

主 要 营 养 成 分
糖类、脂肪
蛋白质

● 性味归经

性平，味酸、甘。归脾、胃、心经。

● 调理关键

酸奶通过产生大量的短链脂肪酸促进肠道蠕动及菌体大量生长，从而改变渗透压而防止便秘；酸奶含有多种酶，可促进消化吸收；并通过抑制腐生菌在肠道的生长，抑制了食物腐败所产生的毒素，使肠道免受这些毒素的危害，减轻了肝脏解毒的负担。

● 食疗作用

酸奶具有生津止渴、补虚开胃、润肠通便、降血脂、抗癌的功效。因此，适宜身体虚弱、气血不足、营养不良、肠燥便秘之人食用；适宜高胆固醇血症、动脉硬化、冠心病、脂肪肝患者食用；适宜癌症患者，尤其是消化道癌症病人食用；适宜皮肤干燥之人食用，也可作为美容食品食用。

● 选购保存

不要选择不凝固或凝块不紧密、脆弱、乳清分离、稀汤状的酸奶。建议购买低糖酸奶或低脂酸奶（脂肪含量1.0%~1.5%），蛋白质含量>2.3%的普通酸奶也可以。将酸奶放入冰箱冷藏即可。

● 应用指南

❶ 防治肝纤维化：酸奶200毫升，火龙果1个，猕猴桃1个，哈密瓜120克，柚子2瓣。将所有水果去皮后切成丁，放入大碗中淋上酸奶拌匀，放进冰箱冷冻10分钟，即可食用。

❷ 用于便秘的慢性肝炎患者调理：蓝莓100克，酸奶200毫升。蓝莓洗净，沥干水分，把蓝莓、酸奶放入搅拌机中，搅拌成泥即可。此品适合慢性肝病患者调理便秘，但胃酸过多、有肾脏或胆囊疾病患者应少食。

榛子腰果酸奶

材料

榛子40克 ，腰果45克，枸杞10克，酸奶300毫升，食用油适量

做法

1. 热锅注油，烧至四成热，倒入洗净的腰果、榛子，炸出香味，捞出，沥干油。
2. 取一个干净的杯子，将酸奶倒入杯中，放入炸好的腰果、榛子，再摆上洗净的枸杞即可。

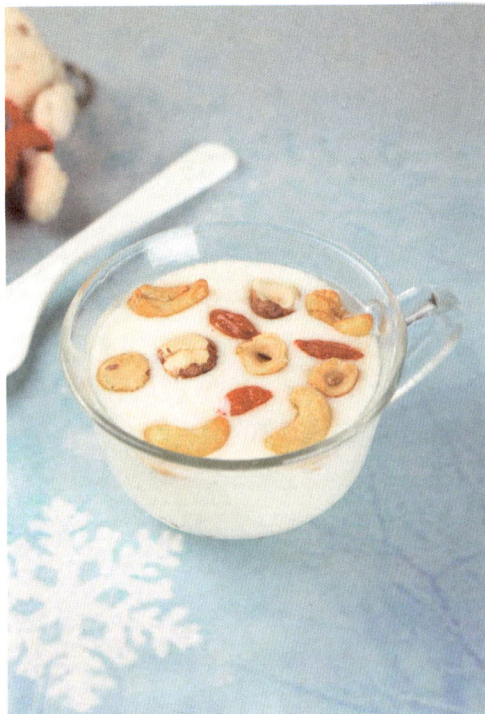

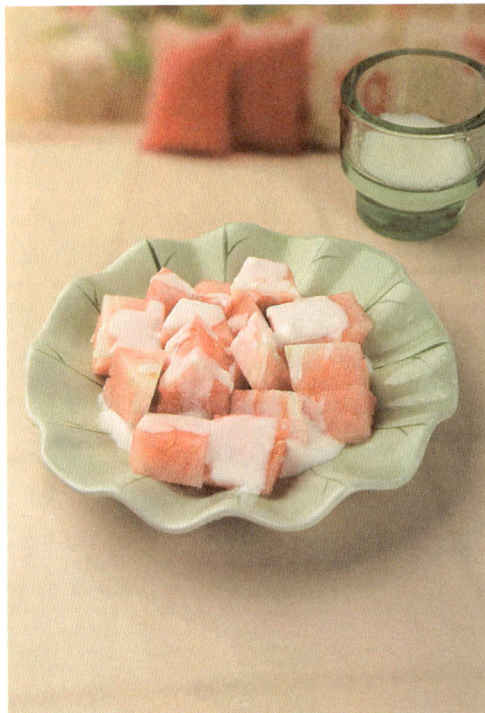

酸奶西瓜

材料

西瓜350克，酸奶120毫升

做法

1. 西瓜对半切开，改切成小瓣，取出果肉，改切成小方块，备用。
2. 取一个干净的盘子，放入切好的西瓜果肉，码放整齐。
3. 将酸奶均匀地淋在西瓜上即可。

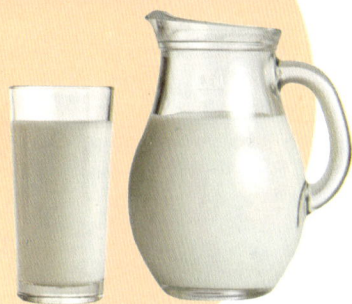

牛奶

● 性味归经

性平、微寒，味甘。归脾、胃、心经。

主 要 营 养 成 分
蛋白质
钙

● 调理关键

牛奶含有丰富的蛋白质，肝病患者肝细胞受损伤，免疫力降低，蛋白质有助于肝细胞的再生和修复，并提高免疫力。牛奶含有丰富的钙，既可以帮助肝病患者缓解凝血问题，又可避免因钙摄入不足而导致骨质疏松。

● 食疗作用

牛奶具有补虚损、益肺胃、生津润肠之功效，适用于久病体虚、气血不足、营养不良、噎嗝反胃、胃及十二指肠溃疡、消渴、便秘等症。牛奶中富含的维生素A可使皮肤白皙、有光泽；富含的维生素B$_2$可以促进皮肤的新陈代谢；含有的乳清对黑色素有消除作用，可防治多种色素沉着引起的斑痕；牛奶能为皮肤提供封闭性油脂，是美容佳品。脱脂奶适宜老年人、血压偏高的人群；高钙奶适合中等及严重缺钙的人、少儿、老年人、易怒者、失眠者以及工作压力大的女性食用。

● 选购保存

牛奶以新鲜、无杂味、色乳黄、味浓郁的为佳。放入冰箱冷藏保存。

● 应用指南

❶ 用于心烦、焦虑肝病患者调理：木瓜1个，牛奶1盒。木瓜洗净，去皮去子，用勺子在木瓜心处开始一层一层刮成泥，使木瓜能成为一个容器，在木瓜泥中淋上牛奶，搅拌均匀即可。

❷ 用于便秘的慢性肝病患者调理：大米80克，莲子10克，百合10克，熟花生仁50克，白糖适量，牛奶100毫升。将莲子和百合放入炖盅里炖熟。将大米、熟花生仁、莲子、百合倒入豆浆机中，搅打成浆，滤出装杯，倒入牛奶搅拌均匀，加入白糖调味即可。

乳酪香蕉羹

🍳 材料

乳酪20克，熟鸡蛋1个，香蕉1根，去皮胡萝卜45克，牛奶180毫升

🥣 做法

1. 将洗净的胡萝卜切成粒；香蕉去皮，用刀把果肉压烂，剁成泥状。
2. 熟鸡蛋去壳，取出蛋黄，用刀压碎。
3. 汤锅中注水烧开，倒入胡萝卜，煮5分钟至其熟透，捞出，剁成末。
4. 汤锅中注入少许清水烧热，倒入香蕉泥、胡萝卜，拌匀煮沸，倒入鸡蛋黄、乳酪、牛奶拌匀，盛入碗中即可。

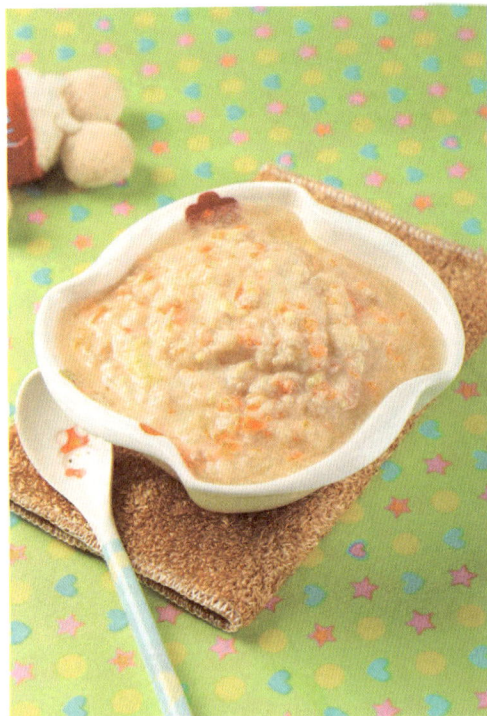

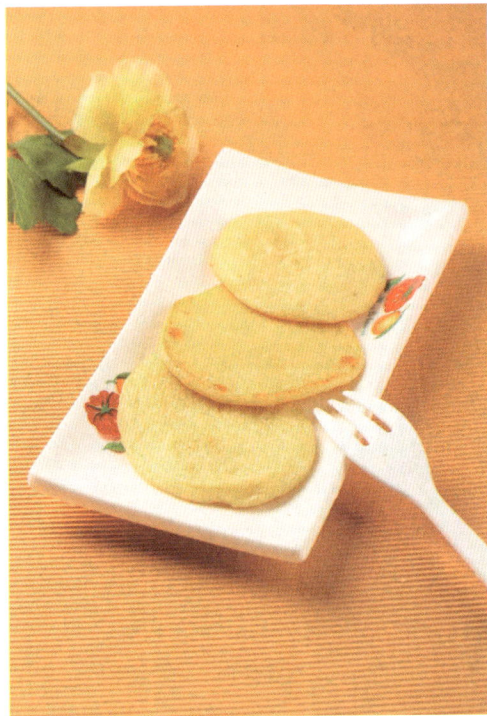

奶味软饼

🍳 材料

鸡蛋1个，牛奶150毫升，面粉100克，黄豆粉80克，盐少许，食用油适量

🥣 做法

1. 锅中注水烧热，倒入适量牛奶，加入盐、黄豆粉，充分搅拌至糊状，打入鸡蛋搅散，制成鸡蛋糊，盛出待用。
2. 将面粉倒入大碗中，放入鸡蛋糊，注入适量清水拌匀，制成面糊。
3. 平底锅烧热，注入食用油，取面糊放入平底锅中，用木铲压平，煎至两面金黄即可。

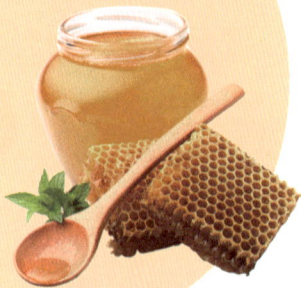

蜂蜜

● 性味归经

性平，味甘、涩。归肺、大肠经。

● 调理关键

蜂蜜含有的糖类对蛋白质有保护作用，并能促进肝脏对氨基酸的利用，因此可避免肝病患者糖类摄入量过低，避免身体摄入过多蛋白质或脂肪来代替热量，从而缓解肝、肾负担。

● 食疗作用

蜂蜜能改善血液的成分，促进心脑和血管功能；能促进睡眠，失眠的人在每天睡觉前口服1汤匙蜂蜜（加入1杯温开水内）可以助眠；对肝脏有保护作用，能促使肝细胞再生，对脂肪肝的形成有一定的抑制作用；能迅速补充体力，消除疲劳，增强对疾病的抵抗力；具有杀菌的作用；能治疗中度的皮肤伤害，特别是烫伤；还能促进胃肠蠕动。

● 选购保存

蜂蜜以色浅、光亮透明、黏稠适度的为佳。应避光保存，保持干燥，温度过高时可放入冰箱冷藏保存。

● 应用指南

❶ 用于肝区隐痛肝病患者调理：玉米、百合各20克，蜂蜜20毫升，大米100克，白糖4克。锅中注入清水，放入大米、玉米、百合，用大火煮至米粒绽开，改用小火煮成粥，调入蜂蜜、白糖，搅匀即可。此品可补中润燥，缓急止痛。

❷ 用于慢性肝炎患者调理：猕猴桃60~120克，除去外皮，捣烂，加蜂蜜适量，煎熟食，亦可加水煎汤服用。此品可补充丰富的维生素C等，有利于肝脏恢复功能。

❸ 用于体质虚弱的肝炎患者调理：葡萄、西米各50克，冰牛奶、蜂蜜、蜜豆各适量。葡萄剥皮去籽。锅中注入适量清水煮沸，下入西米，不断搅动，煮至透明，捞出浸凉水后沥干，倒入冰牛奶中，调入蜂蜜，加蜜豆、葡萄即可。

柑橘蜂蜜汁

🥄 材料

香蕉100克，柑橘50克，蜂蜜适量

🥄 做法

1. 香蕉去皮取肉，切成小块装入盘中；柑橘剥去皮，掰成小瓣。
2. 榨汁机内倒入适量冷开水，将材料一同放入榨汁机中榨成汁。
3. 将榨好的果汁倒入杯中，加适量蜂蜜，调匀即可食用。

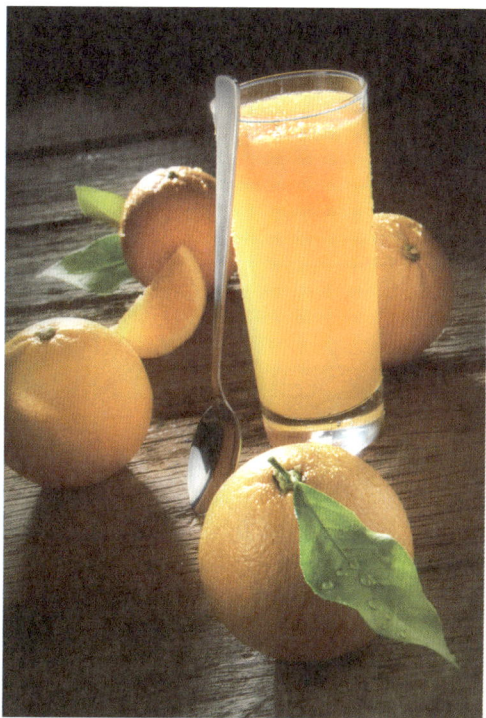

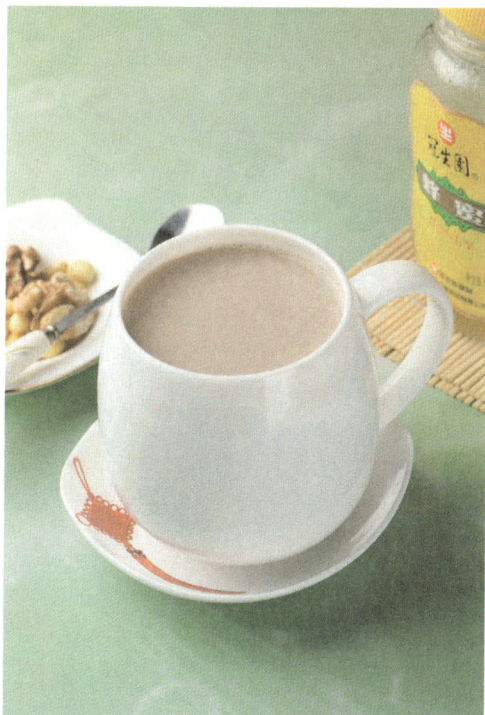

蜂蜜核桃豆浆

🥄 材料

水发黄豆60克，核桃仁10克，蜂蜜适量

🥄 做法

1. 把已浸泡8小时的黄豆、核桃仁倒入豆浆机中，注入适量清水，加入少许蜂蜜制成豆浆。
2. 把煮好的豆浆用滤网倒入杯中，加入蜂蜜调味即可。

PART 03
慎吃 60 种
"伤"肝食物

肝病患者除了要接受一般的治疗外，在饮食上也要特别注意，以前喜欢吃的食物现在可能要少吃或禁食。肝病患者要严格遵守肝病的饮食原则，不能吃的坚决不"松口"，能吃的、对身体有益的也要适当控制，毕竟消化能力不如从前。

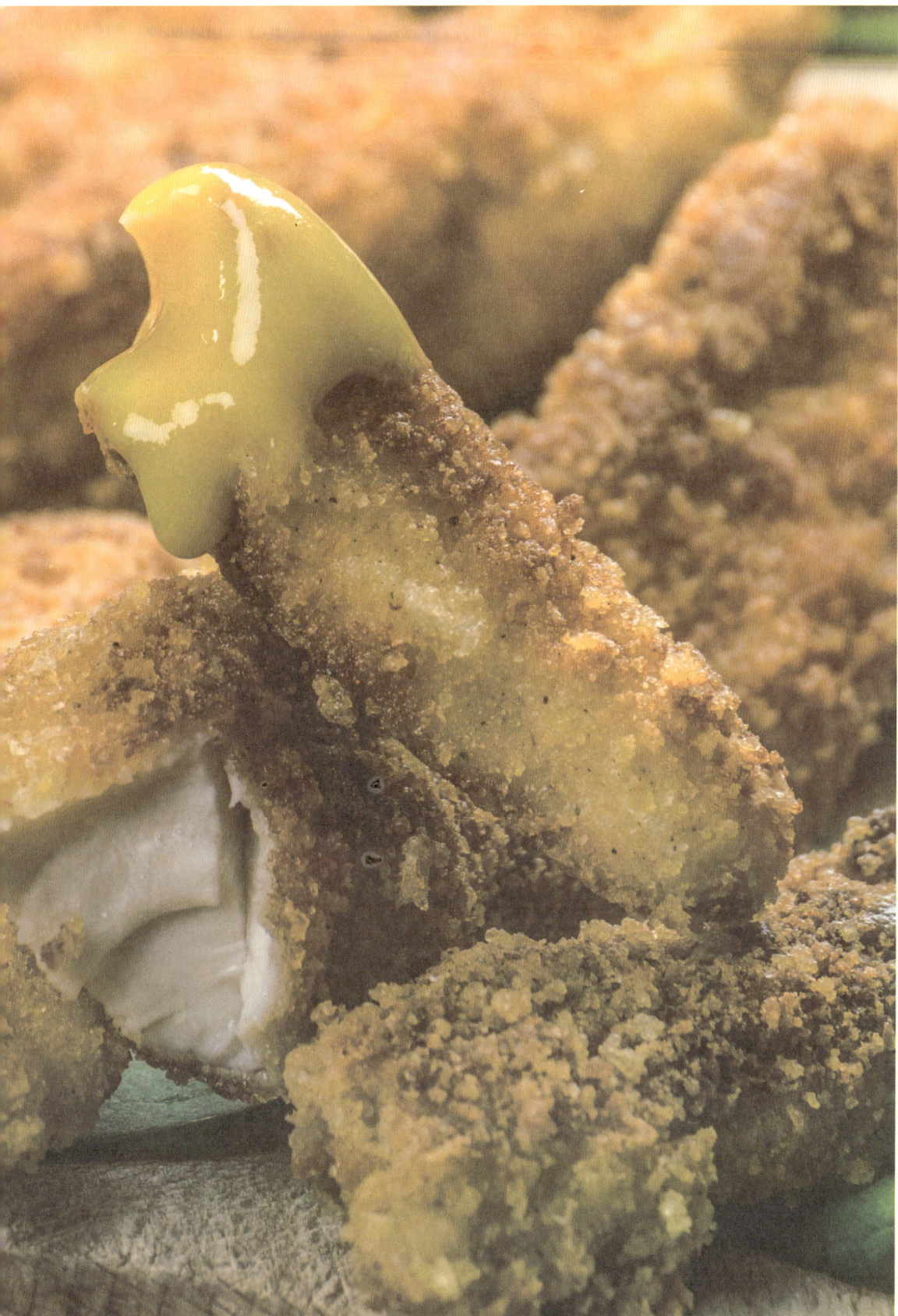

肥猪肉 伤肝原因

①肥猪肉的脂肪含量很高，长期大量进食肥猪肉，将不可避免地导致脂肪摄入过多，容易诱发肥胖。一般来说，肝病患者常有恶心、呕吐、厌油腻感，故要禁止食用肥甘厚腻之物。

②肥猪肉中油脂的含量多为饱和脂肪酸，长期食用不仅会导致消化不良，还会与体内的胆固醇结合堆积于血管壁，导致管腔变窄，容易引起心血管疾病，对肝病患者不利。

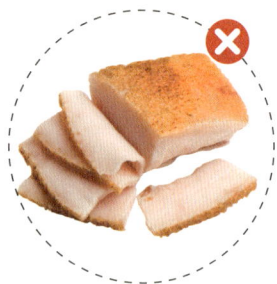

肥羊肉 伤肝原因

①肥羊肉是大热之物，而无论是病毒性肝炎患者、酒精肝患者还是脂肪肝患者都不宜食用大热之物。有中医研究表明，肝病患者多数有肝胆湿热的证型，若食用此类大辛大热之物，会加重内热，热积化火，火扰肝阳，显然会加重肝胆湿热的现象，故肝病患者不宜食用。

②肥羊肉是高脂肪类食物，而肝病患者肝脏代谢异常，故而有厌食、厌油腻感，不宜食用肥羊肉。

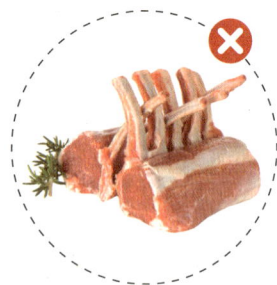

肥牛肉 伤肝原因

①牛肉的蛋白质组成与猪肉相比更接近人体的需要，但是肝病患者吃牛肉要注意适量。过肥的牛肉脂肪含量偏高，肝病患者如果摄入过多的脂肪，会对肝脏产生不同程度的损伤，不利于病情缓解。肝病患者体质较弱，易感病，不宜食用太多。

②肝病患者忌吃油炸、油煎的牛肉，而且未煮熟透的牛肉也不宜食。因为煎炸类的食物油脂含量高，对肝病患者不利，而没熟透的不易消化，故不宜食用。

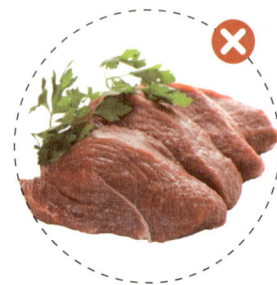

猪皮 伤肝原因

①猪皮为高脂肪的食物，肝病患者要少吃或禁吃，尤其是脂肪肝患者要禁食。因为肝病患者的肝脏及肝功能出现不同程度的损伤或降低，而肝脏为脂肪的主要代谢器官，食用猪皮后显然会加重肝脏负担。

②猪皮蛋白质含量高，而肝病患者不宜食用营养过高或过低的食物。因为过高的蛋白质会造成肝脏的损害，故慎食。

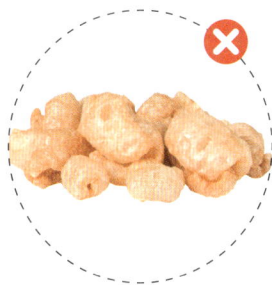

猪脑 伤肝原因

①猪脑中胆固醇含量特别高，有资料显示，每100克猪脑髓中胆固醇含量为3100毫克，故脂肪肝患者不宜食用。因为胆固醇摄入过多容易导致高脂血症，而高脂血症是导致脂肪肝的一个最主要原因。

②猪脑容易感染寄生虫和细菌，肝病患者体质较虚弱、怠倦无力、抵抗力较差，食用后对身体不利，特别是食用没有煮熟透的猪脑，患病概率更高。

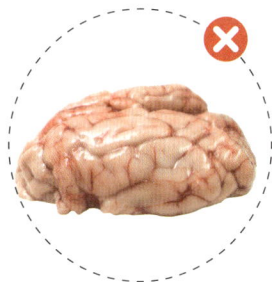

猪大肠 伤肝原因

①猪大肠含有较多的脂肪，脂肪的代谢要经过肝脏，而肝病患者的肝脏已有不同程度的损伤，食用高脂肪的食物无疑会给肝脏带来负担，故不宜食用。

②脂肪肝患者不宜食用猪大肠。因为脂肪肝患者本身的肝细胞中有脂肪颗粒聚集，食用后只会使病情更加严重。另外，肝病患者体质较弱，疲倦无力，易感病，而猪大肠为寒性食物，脾胃虚寒及感冒者不宜食用。

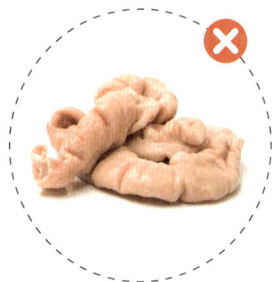

猪血 伤肝原因

①猪血中铁元素含量较高，过量食用会造成铁中毒。因为血液中的二价铁被氧化为三价铁，同时因生物触媒向相反方向转化。当人体内铁量超过触媒转化后，多余的铁质以氢氧化铁的胶体形式积蓄于肝脏，这就不利于血液在肝细胞中的移动，从而对肝脏不利。

②猪血中含有一定量的胆固醇，肝病患者不宜过多食用胆固醇高的食物，特别是脂肪肝患者要禁止食用。

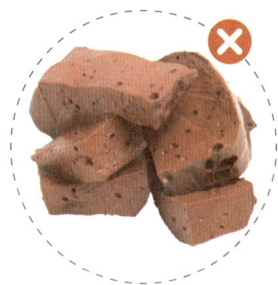

鸭血 伤肝原因

①鸭血和猪血一样，含有较高的胆固醇，而胆固醇过高容易造成高脂血症，故高胆固醇血症、肝病、高血压患者应少食，脾阳不振、寒湿泻痢之人忌食。

②鸭血含丰富的铁。研究表明，过量的铁与各种有机分子结合，可抑制免疫细胞抵抗癌细胞的能力。同时，血清铁蛋白过多会导致病毒的复制，引发持续感染。此外，肝病患者存在铁排泄障碍，体内蓄积过多的铁会加重病情，故应少食或不食鸭血。

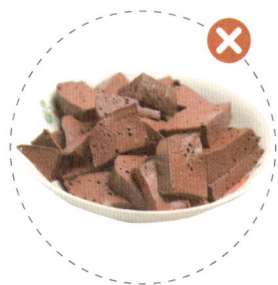

动物骨髓 伤肝原因

①常食用的动物骨髓有猪、牛及羊的骨髓，由于其钙质含量丰富，对一般人来说，食用骨髓能补虚损、壮骨。但骨髓含有较高的蛋白质，肝病患者不宜食用。

②动物骨髓的胆固醇含量较高，而胆固醇是导致高脂血症的主要因素，故高胆固醇血症、高血压、肝病、高脂血症等患者不宜食用。

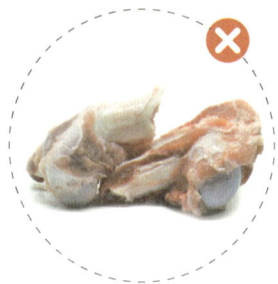

香肠 　伤肝原因

①香肠蛋白质和脂肪含量高，而肝病患者不宜高蛋白饮食，否则会加重肝脏负担，损害肝脏，故不宜食用。

②为了使香肠的色泽更好看，制作时多数添加了防腐剂，即亚硝酸盐。而一次大量食入亚硝酸盐，可使血液失去携带氧气的功能，导致人体缺氧，出现中毒症状。另外，防腐剂的摄入要经过肝脏的解毒功能才能排出体外，对肝脏损害极大。

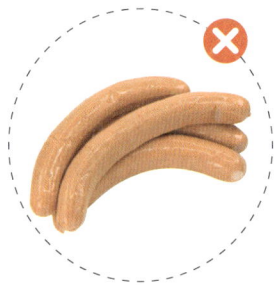

火腿 　伤肝原因

①火腿是肉制品经过腌渍而成，在制作过程中大量使用氯化钠（食盐）和亚硝酸钠（工业用盐），长期摄入过多盐分会导致高血压和水肿。一般来说，肝病患者随着时间的推移会出现门静脉高压，若摄入过咸的食物，极易使消化道充血破裂，造成严重后果。

②火腿营养丰富，蛋白质含量高，而肝病患者不宜高蛋白饮食，否则会加重肝脏负担，损害肝细胞，故不宜食用。

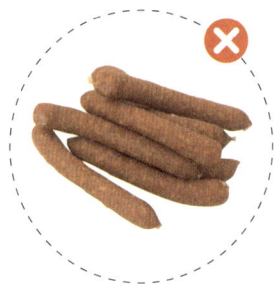

咸肉 　伤肝原因

①咸肉中含有一种嗜盐菌，一旦过量摄入，嗜盐菌就会侵害到身体。此外，咸肉还是腌制品，含有一定量的亚硝酸胺，而人体摄入过多的亚硝酸胺对健康是极为不利的，能增加患癌症的风险。

②咸肉的盐分含量较高，摄入过多的盐分会使体内的渗透压失衡，易患高血压和水肿。而肝病患者由于代谢较差，后期会出现肝腹水的症状，此时应该严格限制盐的摄入，否则会加重水肿。

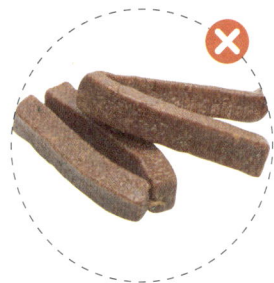

腊肉 伤肝原因

①腊肉是腌制品，在制作过程中很多维生素和微量元素几乎丧失殆尽，如维生素B_1、维生素B_2、烟酸、维生素C等含量均为零。可以说，腊肉是一种"双重营养失衡"的食物，过多食用不利于营养的吸收。对肝病患者来说，由于肝脏代谢障碍，所以需要补充优质的蛋白质和微量元素，食用此类食物有害无益。

②腊肉的盐分含量较高，对肝病患者来说，食用过咸的食物会影响水、钠代谢，不利于水肿的消除。

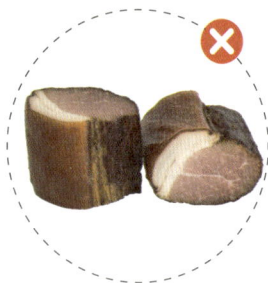

鸡皮 伤肝原因

①鸡皮，特别是鸡脖子上的皮，含有较多的淋巴组织，病毒数量较多，食用后可能会致病。对肝病患者来说，由于代谢能力差，体质较弱，抵抗力较差，食用后患病概率会增加，而且症状要比一般人严重。

②鸡皮的油脂含量较丰富，而且鸡皮时常用油来炸，而肝病患者不宜食用油炸和高脂肪食物，特别是脂肪肝患者，否则会加重病情。

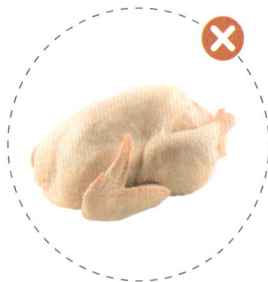

熏鹅 伤肝原因

①鹅肉营养丰富，含有丰富的蛋白质和脂肪，尤其是脂肪含量极高，而肝病患者肝脏代谢出现障碍，不能顺利地排出多余的脂肪，从而使脂肪堆积于肝脏，影响肝细胞的正常功能，故不宜食用。

②熏鹅属于熏烤制品，在熏制过程中烟会在肉的表面形成一层固态物，其中含有致癌物质，且含量极高，长期食用会损害健康，提高癌症发病率。而肝病患者肝脏的解毒功能有限，身体抵抗力较差，食用后显然会加重病情。

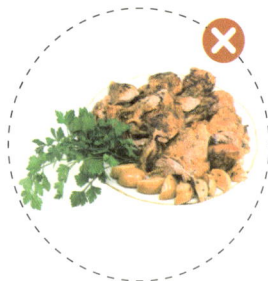

肉罐头 伤肝原因

①无论是鱼肉罐头还是其他罐头，为延长保存期，在制作过程中都会加入防腐剂（常用的如苯甲酸等）。一般而言，少量短期食用罐头食品是相对安全的，若经常食用则对肝、肾均有损害。

②罐头中还加入了食品添加剂，包括香料、色素、人工调味剂等，会影响身体健康，甚至还会因某些化学物质的逐渐积累而引起慢性中毒。对肝病患者而言，食用含添加剂的食物会伤肝。

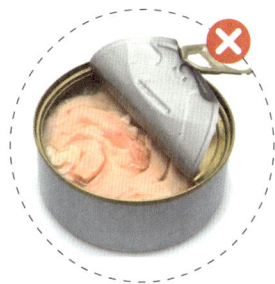

咸鱼干 伤肝原因

①咸鱼干属于腌制品，盐分含量较高。而肝病患者不宜食用过咸的食物，因为盐分的摄入影响水、钠代谢，会加重肝病患者出现水肿，故不宜食用。

②肝病患者应该以新鲜食物为主。因为肝病患者代谢功能较差，营养得不到供给，所以需要补充优质蛋白质和矿物质，而风干食品营养不全面，无法为身体提供所需的营养。

③鱼肉类产品经过风干后不易被人体消化吸收，而肝病患者不宜食用难消化的食物，否则会加重脏器负担，加重病情。

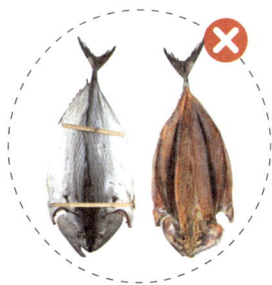

炸鱼 伤肝原因

①炸鱼属于油炸食物，肝病患者应少食煎炸食品，特别是脂肪肝、肝硬化等肝病严重者应禁止食用。因为肝病患者摄入脂肪酸后无法及时排出，容易堆积于肝脏，影响正常肝细胞的功能。

②从中医角度分析，肝病患者多有肝胆湿热现象，食用油炸类食物会加重湿热，故不宜食用。

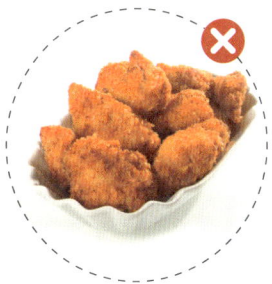

鱼子

①肝病患者不宜食用动物性油脂，鱼子中含有较高的脂肪和胆固醇，肝病患者食用鱼子后，由于其肝脏代谢能力差，容易使之堆积于肝脏，从而影响正常肝细胞的功能。

②鱼子虽小，但是难煮熟透，食用后不利于消化吸收。而肝病患者不宜食用难消化的食物，因为会加重各类脏器的负担，会损害肝脏。

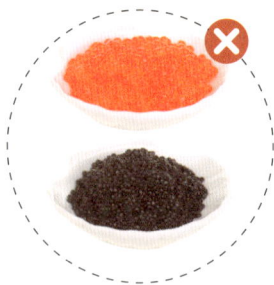

蟹黄 伤肝原因

①蟹黄中胆固醇和脂肪含量极高，故高血脂、肝病、高胆固醇、高血压患者不宜食用。因为肝病患者肝脏代谢能力差，食用高胆固醇食物后胆固醇不能及时排出，容易损害正常的肝细胞。

②肝炎病人由于胃黏膜水肿、胆汁分泌失常，导致消化功能减退，而蟹黄含有丰富的蛋白质，食用后不易消化吸收，往往造成消化不良，出现腹胀、呕吐等症状，故肝炎患者不宜食用。

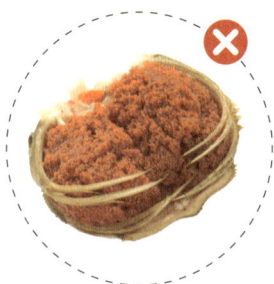

鹅肝 伤肝原因

①鹅肝可以说是鹅的脂肪肝，可想而知其脂肪含量之高。有数据显示，鹅肝中脂肪含量为40%~60%，相当于装饰蛋糕的奶油，其中不饱和脂肪占65%~68%，剩下的30%多为饱和脂肪，食用后会增加胆固醇含量。

②动物肝脏同样也是动物的主要解毒器官，或多或少地残存有毒物质。对肝病患者来说，由于肝脏代谢功能变差，不能顺利地排出毒素，极易对其他正常的肝细胞造成损害，故不宜食用动物肝脏。

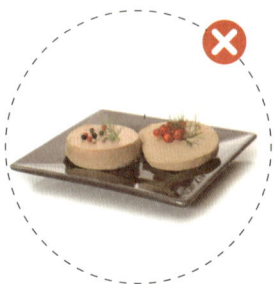

笋 伤肝原因

①肝病患者不宜吃笋，尤其是春笋。因为笋中膳食纤维的成分较高，食用后会加重肠胃负担，对于肝硬化患者而言，由于肝细胞失去原有的活性，使得肝门静脉出现高压，时间长了就会使胃肠静脉充血，食用此类食物，极易造成胃出血，使病情恶化。

②竹笋一般是熏干后再食用，而肝病患者不宜食用烟熏品，因为会损伤正常的肝细胞。

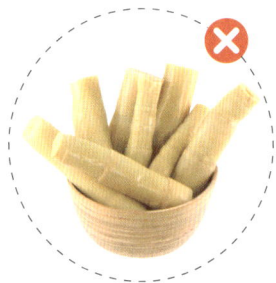

魔芋 伤肝原因

①生魔芋有毒，所以魔芋应煮熟煮透后再吃。一般来说煮3小时才能去除其毒性。肝病患者应少食，因为肝病患者的肝脏解毒功能大大降低，若食用没煮熟透的魔芋会造成肝细胞损害。

②魔芋富含膳食纤维，过多食用不利于消化吸收，故脾胃虚弱的肝病患者不宜食，肝病晚期出现有肝硬化者更不适宜，否则会引起消化道大出血。

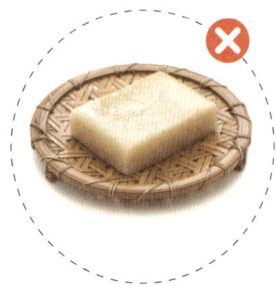

韭菜 伤肝原因

①韭菜是俗称的"发物"，有医书记载："多食则神昏目暗，酒后尤忌。"故一般人不宜多食。另外，韭菜味辛性温，食用后会增加内火。有中医研究表明，多数肝病患者会出现肝胆湿热的症状，若食用温性的韭菜显然会加重湿热，对病情不利。

②韭菜含有丰富的膳食纤维，肝硬化患者不宜食用。因为肝硬化患者食用不易消化的食物后，易引起消化道大出血。

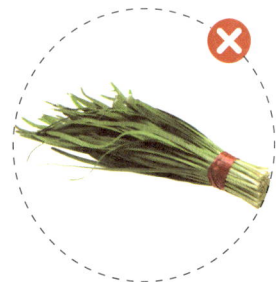

茄盒 伤肝原因

①茄盒是一种油炸食物，主要原料是茄子。茄子营养丰富，具有一定的降脂、降压功能，但是经过油炸后会导致营养大大流失。而肝病晚期的患者，由于消化功能减弱，体质虚弱，营养不良，本应当补充适当的营养，若食用此类食物，显然对身体不利。

②脂肪肝患者食用茄盒后只会进一步加重脂肪颗粒在肝脏的堆积，加重对肝细胞的损伤。

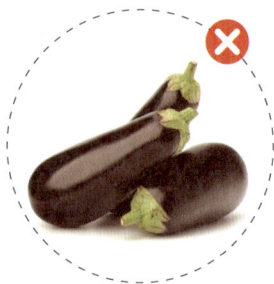

炸薯条 伤肝原因

①炸薯条属于加工食品，特别是炸薯条的调味料，对肝病患者尤为不利。因为调味料或多或少含有人工添加剂，如香精、色素等，这些有害物质都要经过肝脏代谢而排出，食用后会加重肝细胞的损害。

②炸薯条是油炸食品，肝病患者特别是脂肪肝患者不宜食用，因为脂肪肝患者的脂肪代谢异常，食用后会加重病情。

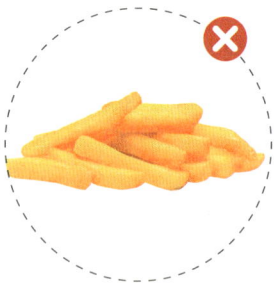

糯米 伤肝原因

①由于糯米性黏滞，过多食用后不易消化。准确地说，肝病患者可以食用少量的糯米，而肝病患者出现肝硬化后则不宜食用，否则会因肠胃负担加重而引发胃肠道大出血。

②糯米性温，而肝病患者常有湿热症状，食用糯米后会加重其湿热现象，故不宜多食。

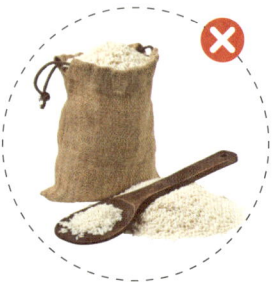

黄米 伤肝原因

①黄米不同于小米，营养要高于小米，可用于煮粥、做糕、做米饭和酿酒，具有利肺养阴的功效。但是黄米具有一定的燥性，故燥热者不宜多食。多数肝病患者有肝胆湿热的症状，过多食用黄米会加重湿热，故不宜多食。

②黄米属于粗粮，膳食纤维含量较高，过多食用不易消化。而肝病患者尤其是肝硬化患者，食用后易导致消化道大出血。

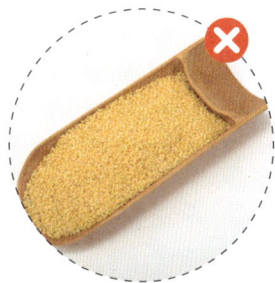

高粱 伤肝原因

①高粱属于粗粮，粗粮类食物不宜多食，而且要和其他营养物质搭配食用。高粱性温，长期过多食用易积温成热、生燥，而肝病患者本身多有肝胆湿热的症状，食用高粱易加重湿热，对身体不利。

②高粱中膳食纤维含量较高，而肝病患者不宜食用纤维含量高的食物，尤其是肝硬化患者。因为食用后会增加胃肠负担，易引发消化道大出血。

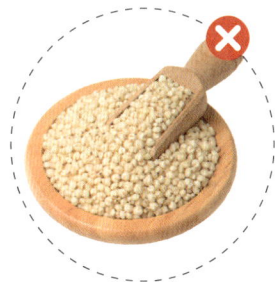

花椒 伤肝原因

①花椒为刺激性调味料，也是俗称的"发物"，肝病患者不宜食用。即使是肝炎患者正在康复中，食用此类食物后也可能引起肝功能异常，对身体不利。

②花椒性热，多数肝病患者都有肝胆湿热的症状，食用后会加重湿热，对患者身体不利。

③花椒属于天然的香料，有资料显示，天然的香料都含有一定的诱变物质，能诱导正常细胞向非遗传性发展，易引发癌症，对肝病患者不利。

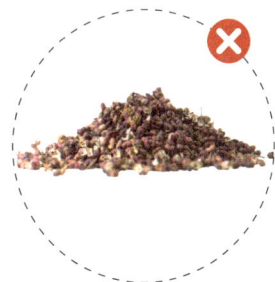

大麦 伤肝原因

　　大麦也是粗粮，富含膳食纤维，过多食用后易给肠胃带来不适或腹胀感。肝病患者不宜食用纤维含量高的食物，否则会加重消化负担，肝硬化患者食用后易引起消化道大出血。

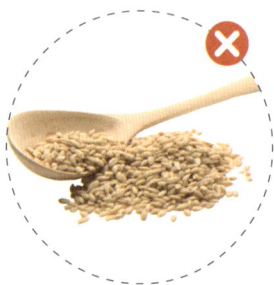

荞麦 伤肝原因

　　①荞麦属于粗粮，膳食纤维含量较多，过多食用不易被人体消化吸收。而肝病晚期出现肝硬化的患者，消化道的静脉血管有不同程度的充血，食用此类食物，极易引发血管破裂，导致大出血，严重的会危及生命。

　　②荞麦是寒凉之物，而肝病患者本身正气不足，脾胃虚弱，食用此类食物会加重脾虚。

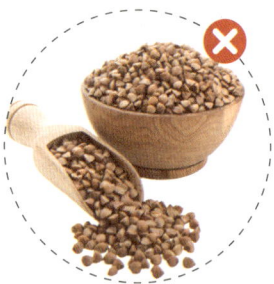

锅巴 伤肝原因

　　①锅巴是干枯坚硬的食物，肝病患者不宜多食，尤其是肝硬化患者，消化道会出现不同程度的静脉曲张，主要有食管静脉曲张等，食用此类坚硬食物易导致血管破裂出血，严重的会危及生命。

　　②锅巴不宜过多食用，否则会加重肠胃负担，引发消化不良。肝癌患者的消化功能差，食用此类食物会加重病情，故肝癌患者不宜食用。

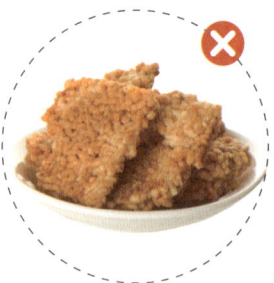

油炸花生仁 伤肝原因

①肝病患者不宜食用油炸食物，尤其是脂肪肝患者。因为脂肪肝患者的肝功能低下、脂肪代谢紊乱，食用油腻食物易导致脂肪颗粒在肝细胞内堆积，会使病情进一步恶化。

②花生属于坚果类，质地坚硬，过多食用不易被人体消化吸收，还可导致腹泻。肝病患者不宜食用难消化的食物。

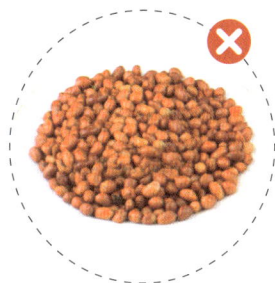

咖喱粉 伤肝原因

①咖喱粉是由多种辛热香料混合制作而成的，对一般人而言，适量食用能开胃消食，增强食欲。对肝病患者而言，食用此类食物能加速心跳，使血液循环加快。特别是肝硬化和肝癌患者，食用后易导致血瘀，严重的会出现大出血。

②咖喱粉是辛热食物，而肝病患者多数有湿热的症状，食用此类食物会加重湿热，不利康复。

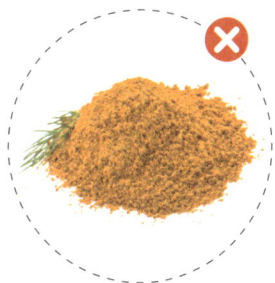

葵花子 伤肝原因

①葵花子中含有不饱和脂肪酸，多吃会消耗体内大量的胆碱，可使脂肪较轻易地积聚于肝脏，影响肝细胞的功能，加重病情。

②葵花子质地坚硬，对肝病晚期出现肝硬化的患者来说，食管静脉及胃底静脉等有不同程度的充血，食用坚硬的食物易导致血管破裂，引发大出血。

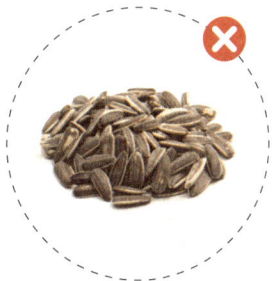

炸鸡块 伤肝原因

①炸鸡为了保证口味，常会选择棕榈油等饱和脂肪酸含量较高的油来烹炸，而摄入过多饱和脂肪酸是造成心脑血管疾病的最主要原因，因此，肝病患者特别是脂肪肝患者不宜食用。

②炸鸡属高蛋白、高脂肪食物，如果长期摄入高蛋白、高脂肪食物，人体新陈代谢强度会加大，极易使肝脏负担加重，故不宜食用。

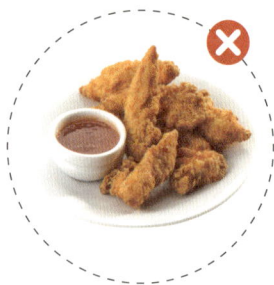

豆腐乳 伤肝原因

①豆腐乳属于发酵的豆腐制品，含有霉菌，长期过多食用，对身体健康不利。对肝病患者来说，由于肝脏的解毒能力有所降低，特别是肝病后期，免疫力较差，食用此类食物会加大对肝脏的损害，故不宜食用。

②豆腐乳在其加工过程中，为了延长保质期，多数会添加防腐剂等物质，长期食用对健康不利。肝病患者不宜食用加工食品，否则会加重病情。

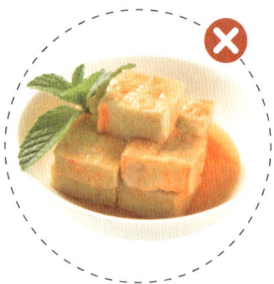

臭豆腐 伤肝原因

①肝病患者忌食臭豆腐，因为臭豆腐在发酵过程中极易被微生物污染。另外，它还含有大量挥发性盐基以及硫化氢等，这些都是蛋白质分解的腐败物质，对人体有害。由于肝病患者的代谢能力差，食用此类食物易导致毒素在体内堆积，会加大对肝细胞的损伤。

②臭豆腐属于油炸食品，而油腻食物会影响胆汁的分泌。肝病患者常伴有胆囊炎症状，食用后胆汁排泄不畅就易导致消化不良，故不宜食用。

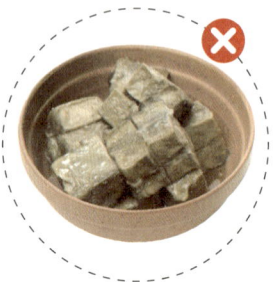

黄油 伤肝原因

①黄油脂肪含量达80%以上，油脂中的饱和脂肪酸含量达60%以上，还有30%左右的单不饱和脂肪酸。饱和脂肪酸易使血胆固醇含量升高，会加重肝脏负担，而肝病患者本身肝脏代谢能力差，脂肪代谢紊乱，故不宜食用。

②黄油属于动物性油脂，脂肪含量极高，而脂肪摄入后会影响胆汁的分泌，肝病患者常伴有胆囊炎，会影响胆汁的排泄，食用后易造成消化不良。

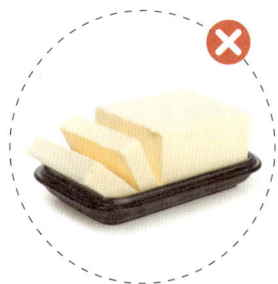

奶油 伤肝原因

①奶油多为植物奶油，植物奶油不如动物奶油有营养，含有较多的胆固醇，热量也高，还含有大量的反式脂肪酸，食用后会增加血液黏稠度。另外，过多的脂肪和胆固醇的摄入要经过肝脏代谢才能被吸收利用，肝病患者食用此类食物显然会加大对肝细胞的损伤。

②奶油属于甜味食品，甜品吃多了会使胃肠道的酶分泌发生障碍，影响食欲，易导致胀气，对肝病患者不利。

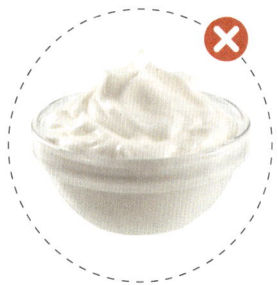

荤油 伤肝原因

①荤油也称动物性脂肪，含有较多的脂肪和胆固醇。一般来说，肝病患者应以植物油为主，不宜食用猪油、牛油等动物油。因为无论是病毒性肝炎还是非病毒性肝炎患者的肝细胞都有所损伤，其功能也不如正常人，食用后会加重肝脏负担，故不宜食用。

②由于肝与胆是相表里的，肝脏受损也会影响胆囊，所以肝病患者常伴有胆囊炎，食用过多的动物脂肪不利于胆汁的分泌和排泄，易引起腹胀和消化不良。

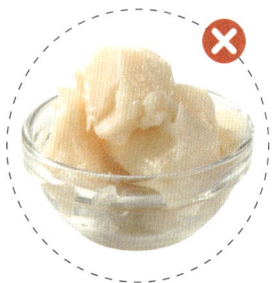

133

糖水罐头 伤肝原因

①罐头产品属于加工食品，大多添加了人工色素，而且还含有防腐剂、香精或其他食品添加剂，这些添加剂经过消化吸收之后，都要通过肝脏进行代谢解毒，这样必然会增加肝脏负担，对身体不利。

②肝病患者应少食甜食类食物，因为食用过多甜品会影响消化酶的分泌，还可能转化为脂肪，因此脂肪肝患者不宜食用。

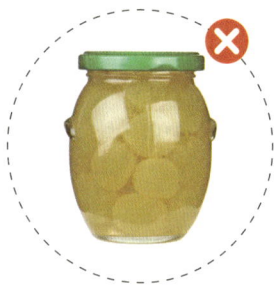

果奶饮品 伤肝原因

①果奶饮品属于生冷类食品，肝病患者不宜食用。因为肝病患者本来正气不足，脾胃虚弱，饮用生冷食品会引起胃肠道不适，特别是肝病晚期出现肝硬化的患者应禁食果奶饮品。

②生冷食物往往会引发肠炎，从而导致蛋白随腹泻而流失，造成营养不良。而肝病患者本身体质虚弱，免疫力低，需要补充适当的营养，饮用此类饮品对身体无益。

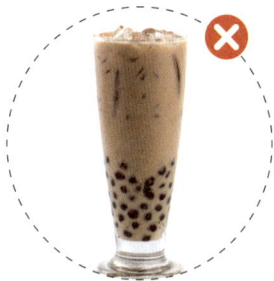

白酒 伤肝原因

①白酒属于酒精类饮品，有研究显示，酒精中的亚硝胺可使肝脂肪变性和致癌。因此，肝病患者不宜饮用，以免肝细胞受损，导致病情恶化。因为酒精进入人体后很快被胃肠吸收，90%以上通过肝脏进行代谢，而肝病患者代谢能力差，长期饮酒则可引起脂肪肝、酒精性肝炎和肝硬化。

②白酒是热能饮品，几乎没什么营养，长期饮酒还会影响食欲，引发黄疸，故肝病患者不宜饮用。

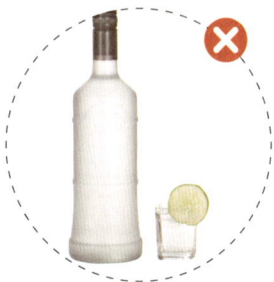

啤酒 伤肝原因

①啤酒属于酒精类饮品，酒精主要经过肝脏代谢及解毒。肝病患者的肝脏解毒能力较弱，饮用后不仅会直接造成肝细胞损伤，而且还会加大肝脏负担，故不宜饮用。

②脂肪肝患者尤其不宜饮用。因为脂肪肝患者的肝脏内所含的乙醛脱氢酶相对减少，易导致酒精在肝脏代谢、解毒过程中产生的强烈致癌物质乙醛不但不能被完全分解，而且还可直接进入肝脏损害肝细胞。

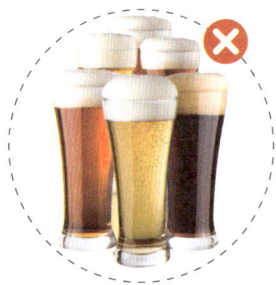

葡萄酒 伤肝原因

①葡萄酒可阻碍人体对营养元素的摄取，而肝病患者特别是晚期病人，消化功能较差，食欲不佳，体内蛋白质大量被消耗，需要补充蛋白质和矿物质，饮用该类饮品显然无益。

②葡萄酒也属于酒精类饮品，酒精在肝脏代谢过程中会产生一种对肝细胞有毒性作用的中间产物乙醛，会造成肝细胞变性、坏死，因此肝硬化及脂肪肝患者不宜饮用。

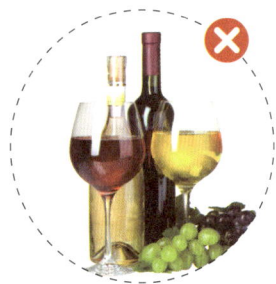

醪糟 伤肝原因

①醪糟属于酒酿，含有一定量的酒精，肝病患者应禁止食用含有酒精成分的食物或饮品。因为酒精主要经过肝脏代谢和解毒，而患者本身肝功能较弱，饮用后无疑会加重其负担。此外，酒精进入人体后可有效抑制肝细胞的再生与修复功能，不利于患者康复，脂肪肝及肝硬化患者尤为不宜摄入酒精。

②醪糟的主要成分为糯米，而糯米是黏滞性食物，食用后易饱腹，不易消化吸收，对患者不利。

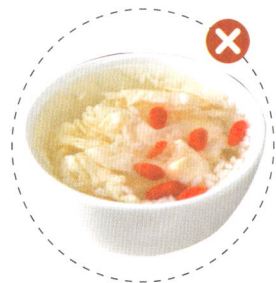

巧克力 伤肝原因

①巧克力含糖量较高，摄入过多会使胃肠道的酶分泌发生障碍，影响食欲。而肝病患者尤其是肝病晚期的患者，消化功能低下，营养缺乏，食用巧克力会使病情恶化。另外，糖容易发酵，能加重胃肠胀气，并易转化为脂肪，加速肝脏对脂肪的贮存，促进脂肪肝的发生。

②巧克力含脂肪较高而且能量也高，脂肪肝患者尤其不宜食用。

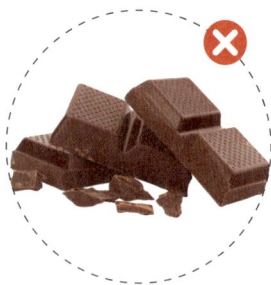

方便面 伤肝原因

①方便面属于加工食品，加工食品中大都含有色素及防腐剂等食品添加剂，而这些添加剂都有一定的毒性。对肝病患者来说，其本身肝功能有不同程度的损伤，食用此类食物会加重肝脏负担，对身体不利。

②方便面是油炸食品，脂肪肝患者不宜食用，而且方便面干枯、坚硬、不易消化，肝病晚期尤其是肝硬化患者更不宜食用。

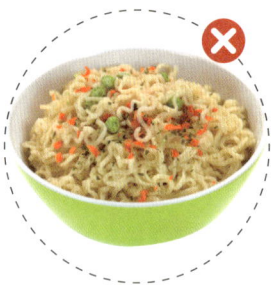

油炸黄豆 伤肝原因

①肝病患者摄入过多油腻煎炸等高脂肪食物，可导致消化功能减弱。此外，过剩的脂肪沉积于肝脏，易形成脂肪肝，可致肝功能不良，迁延不愈，故不宜食用。

②黄豆中蛋白质含量丰富，肝病患者虽然体质虚弱、缺乏营养，但是补充蛋白质也要适时适量。对于肝硬化的晚期患者而言，应该限制蛋白质的摄入量。

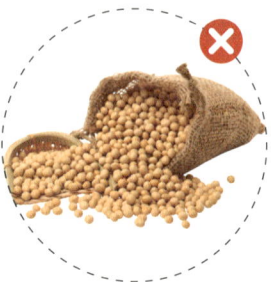

鱼露 伤肝原因

①鱼露是鱼、虾等食材通过腌渍加工而成的，制作过程中加入了香精、色素及调味剂等食品添加剂。肝病患者不宜食用加工食品，因为患者本身肝功能有不同程度的损伤，食用这些添加剂会对肝细胞产生一定毒性，而且肝脏又不能将这些有毒物质代谢出去，对肝脏损害极大。

②鱼露的含盐量较高，肝病患者食用后会影响水、钠代谢，引起水肿，对身体不利，尤其是肝腹水患者。

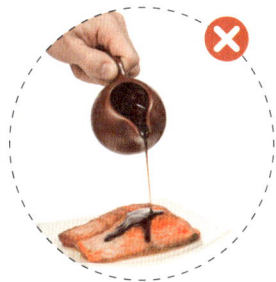

芥末 伤肝原因

①芥末性热，食用后会使心跳加速，加快血液循环。肝藏血、主疏泄，由于不能及时疏通，容易导致血瘀，对肝病晚期患者来说，消化道的静脉有充血的现象，食用后会导致出血，故不宜食用。

②芥末是辛热的调味料，肝病患者多有湿热的症状，食用此类食物会加重湿热，不利于康复。

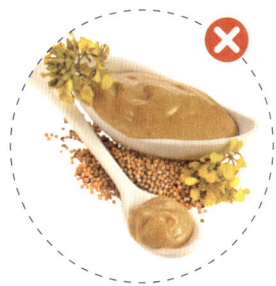

椰子肉 伤肝原因

①椰子肉是凉性食物，肝病患者不宜食用寒凉食物。因为肝病患者本身正气不足，脾气较虚弱，若食用此类食物，会阻碍气机的运行，加重脾虚，对身体不利。

②椰子肉的肉质坚硬，富含膳食纤维，食用后不易消化。肝病患者不宜食用坚硬且难消化的食物，特别是肝硬化患者，否则会引起消化道大出血，对患者极为不利。

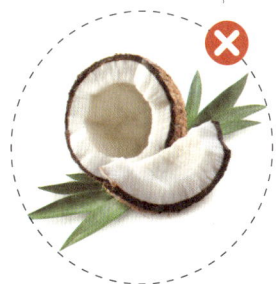

松花蛋 伤肝原因

①松花蛋含有一定量的铅，铅在人体内能取代钙质，经常食用松花蛋会使钙质缺乏而造成骨质疏松，还会引起铅中毒。对肝病患者来说，食用后会加重肝脏代谢和解毒负担，对病情不利。

②松花蛋的蛋黄中胆固醇含量较高，脂肪肝患者不宜食用，否则会加重肝脏负担，使病情恶化。

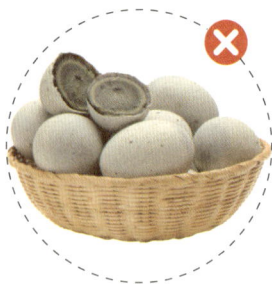

话梅 伤肝原因

①话梅属于蜜饯类食品，在加工过程中，水果所含的维生素C完全被破坏，而加工中所用的白砂糖纯度达99.9%以上，如此纯的糖除了产生大量热能之外，让话梅几乎没有其他营养。食用如此多的糖，还会导致B族维生素和某些微量元素的缺乏，而且过多的糖还会转化成脂肪，因此脂肪肝患者不宜食用。

②话梅在加工过程中或多或少地添加了色素及甜味剂等食品添加剂，而肝病患者的肝脏代谢能力较弱，食用后会加重肝脏负担。

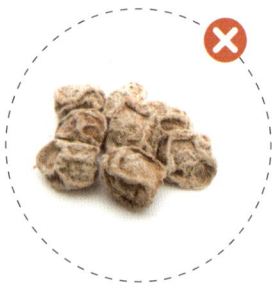

糖果 伤肝原因

①糖果是甜食，特别是奶糖，含糖量较高，摄入过多会使胃肠道的酶分泌发生障碍，从而影响食欲。而肝病患者的肝脏代谢能力差，消化能力较弱，过多食用易加重病情。

②糖果含有食品添加剂，如香精、色素及甜味剂等，肝病患者的肝脏解毒能力差，食用后会加重肝脏的负担。

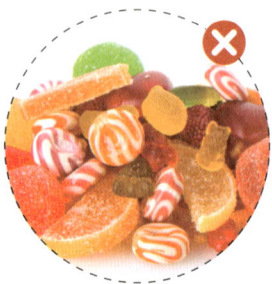

腌菜 伤肝原因

①腌菜中所含的盐分较高，而摄入过多的盐分会影响水、钠代谢，从而导致水肿。肝病患者尤其是肝病晚期出现肝腹水的患者，食用后不利水液代谢，故不宜食用。

②腌菜的营养较单一，而肝病患者由于体质虚弱、营养缺乏，需要适当补充优质蛋白质和微量元素，食用此类食物显然对身体无益。而且蔬菜在短期腌制下还会产生亚硝酸盐，食用后对身体不利。

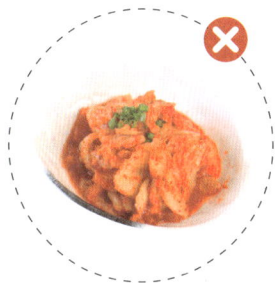

榨菜 伤肝原因

①榨菜也是腌制类食物，盐分含量较高，过多盐分的摄入易影响水、钠代谢，严重的会导致水、钠潴留，因此，肝病患者不宜食用，特别是肝病晚期出现肝硬化及腹腔积液症状者，要严格控制盐的摄入量，以免使病情恶化。

②在腌渍的过程中，蔬菜中的营养成分，如维生素A、维生素C等几乎流失殆尽，营养较单一，食用后难以起到补充营养的作用。而肝病患者的恢复期需要补充蛋白质和维生素，食用此类食物对身体无益。

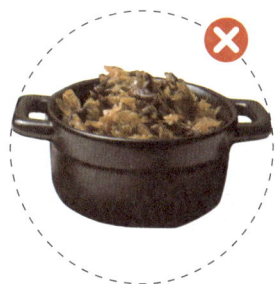

咸菜 伤肝原因

①咸菜的含盐量较高，而摄入过多的盐分会影响水、钠代谢，严重的会导致水、钠潴留，出现水肿。肝病晚期出现肝腹水的患者，食用后会加重水肿现象，故不宜食用。

②咸菜是腌制食物，蔬菜在腌制过程中若时间较短，会产生大量的亚硝酸盐，摄入过多的亚硝酸盐易引起缺血、缺氧等中毒症状。肝病患者食用后会加重肝脏的负担。

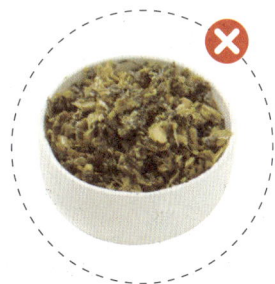

PART 04
14 种常见肝病
饮食调养方案

本章我们针对常见的14种肝病，分析其发病诱因、典型症状，提出有针对性的饮食建议，并根据饮食建议推荐搭配合理的健康食谱，以供读者根据自身情况进行选择。

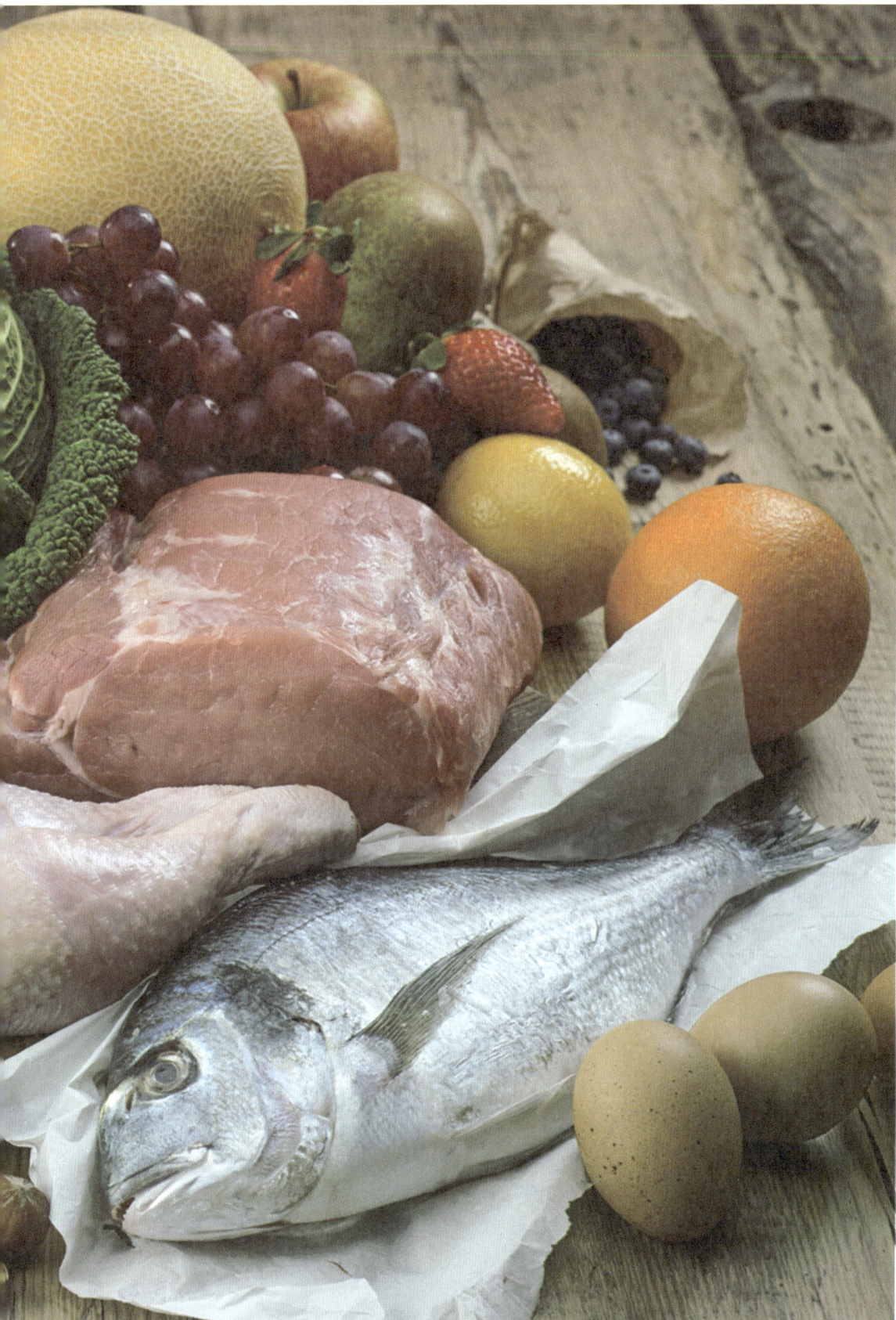

甲型病毒性肝炎

甲型病毒性肝炎简称甲肝，是由甲型肝炎病毒（HAV）引起的，以肝脏炎症病变为主的传染病。甲肝主要通过粪-口途径传播，冬春季节是其发病的高峰期。临床上，甲肝分为显性感染和无临床症状的隐性感染两种类型。成人感染后多表现为显性感染，而儿童或老人感染后易表现为隐性感染。

典型症状

甲型病毒性肝炎主要表现为急性肝炎，分为急性黄疸型及急性无黄疸型。急性黄疸型肝炎起病急，早期表现为胃寒、发热、乏力、食欲不振、恶心、呕吐、腹痛、肝区痛、腹泻、尿色逐渐加深至呈浓茶色，少数病例以发热、头痛、上呼吸道症状为主要表现。急性无黄疸型肝炎起病较缓，临床症状较轻，仅出现乏力、食欲减退、肝区痛和腹胀等症，体征多有肝肿大、轻压痛和叩痛，脾肿大少见，转氨酶升高。

饮食原则

①甲型病毒性肝炎患者应多吃高蛋白食物，如瘦肉、鸡蛋、鱼类、豆制品等。

②应多食富含维生素的食物。维生素含量高的食物有助于保护肝细胞膜，促进肝细胞的再生与修复，如蔬菜、水果等。

③避免暴饮暴食，禁烟酒等刺激性食物，少吃高脂肪、高胆固醇的食物。

④在患病初期，患者因消化功能差，可少食多餐，吃清淡而美味的食物。

日常保健

①甲肝患者应避免过度疲劳及熬夜。

②甲肝病人的卧室、活动的房间和衣物要消毒。

③养成良好的卫生习惯，饭前便后洗手，共用餐具常消毒，生食与熟食用不同的切菜板、刀具和贮藏容器。

苦瓜炒鸡蛋

🥟 材料

苦瓜350克，鸡蛋2个，蒜末适量，盐2克，鸡粉2克，生抽5毫升，食用油、水淀粉各适量

🍲 做法

1. 苦瓜洗净，切片；鸡蛋打入碗内，加少许盐打散。
2. 用油起锅，倒入蛋液拌匀炒熟，盛出。
3. 热锅注油，倒入蒜末爆香，倒入鸡蛋炒散。
4. 倒入苦瓜炒散，加入盐、鸡粉、生抽炒匀调味，用水淀粉勾芡，将食材盛入盘中即可。

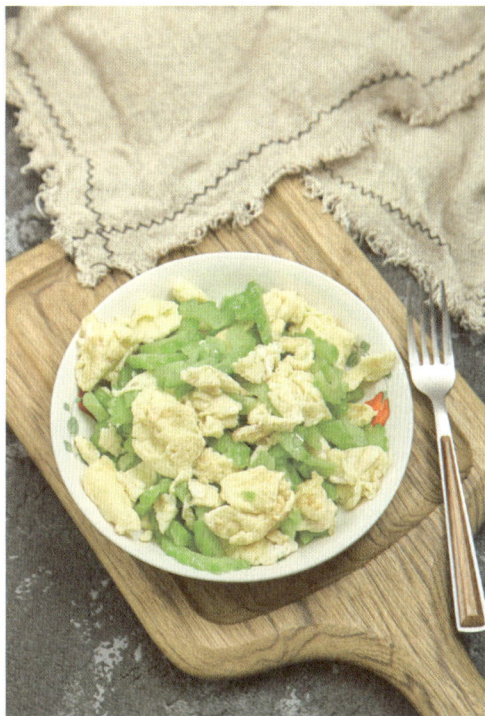

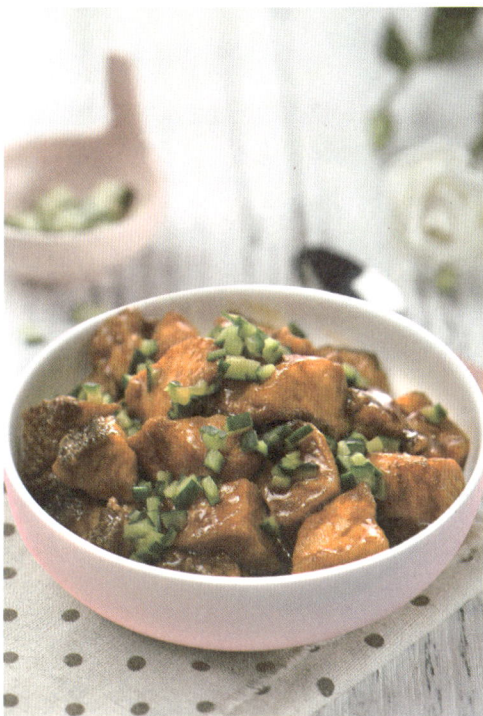

糖醋鱼块酱瓜粒

🥟 材料

鱼块300克，鸡蛋1个，黄瓜40克，盐3克，鸡粉3克，白糖3克，番茄酱10克，生粉、水淀粉、食用油各适量

🍲 做法

1. 鸡蛋打散，加入少许生粉、盐、清水，再放入鱼块，拌匀。
2. 热锅注油，烧至四五成热，放入鱼块，用小火炸3分钟，至食材熟透，捞出鱼块，沥干油，待用。
3. 锅中注水烧热，加入盐、鸡粉、白糖、番茄酱、水淀粉、黄瓜丁，调成稠汁，取一个盘子，盛入鱼片，浇上汁即可。

乙型病毒性肝炎

乙型病毒性肝炎简称乙肝，是一种由乙型肝炎病毒引起的，以肝脏炎性病变为主，并可引起多器官损害的一种疾病。乙型病毒性肝炎会引起肝硬化和肝癌，主要通过与被感染人的血液和其他体液接触传染。

典型症状

乙型病毒性肝炎所引起的早期症状不是很明显，会出现轻微发热、全身疲倦、肌肉痛、头痛、食欲不振、厌恶吸烟等症状，类似于重感冒。随后会出现恶心呕吐、上腹不适和胀痛、便秘或腹泻等。若病情加重，皮肤和眼白会变黄，小便颜色加深，称为黄疸。总的来说，乙型病毒性肝炎患者的症状有乏力、精神萎靡、右上腹隐痛、食欲不振等。

饮食原则

①饮食中注重摄入高蛋白食物，如牛肉、猪瘦肉、鱼类、豆制品及谷物类中的小麦、小米、大米等。

②乙型病毒性肝炎患者体内往往缺乏锌、锰、硒等微量元素，部分病人还缺乏钙、磷、铁等矿物质，因此饮食的过程中宜补充含营养元素和矿物质的食物，如海藻、牡蛎、香菇、芝麻、红枣、枸杞等。

③切记不要过多食用罐头食品、油炸及油煎食物、方便面和香肠等食物。

日常保健

①不用他人的有可能与血液及体液接触的私人物品，如牙刷（牙龈出血）、剃刀及针筒等。

②乙型病毒性肝炎患者可以做适量舒缓运动，比如慢跑、散步、打太极拳等，切勿做剧烈运动，因为剧烈运动易加重肝脏负担，最终导致病情恶化。

鲜蔬牛肉饭

材料

米饭150克，牛肉70克，胡萝卜片、西蓝花块、洋葱块、小油菜段各40克，盐、鸡粉、生抽、水淀粉、食用油各适量

做法

1. 牛肉切片装碗，放入少许生抽、鸡粉、水淀粉、食用油拌匀，腌渍至入味。
2. 锅中注水烧开，倒入胡萝卜、西蓝花、小油菜煮至断生，捞出待用。
3. 用油起锅，倒入牛肉片，炒至松散，倒入洋葱块、胡萝卜、西蓝花、小油菜炒匀，再倒入米饭炒匀，加入盐、鸡粉调味即可。

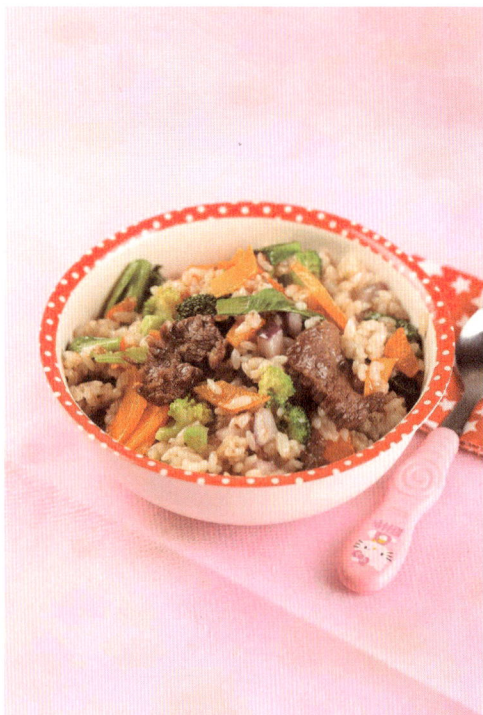

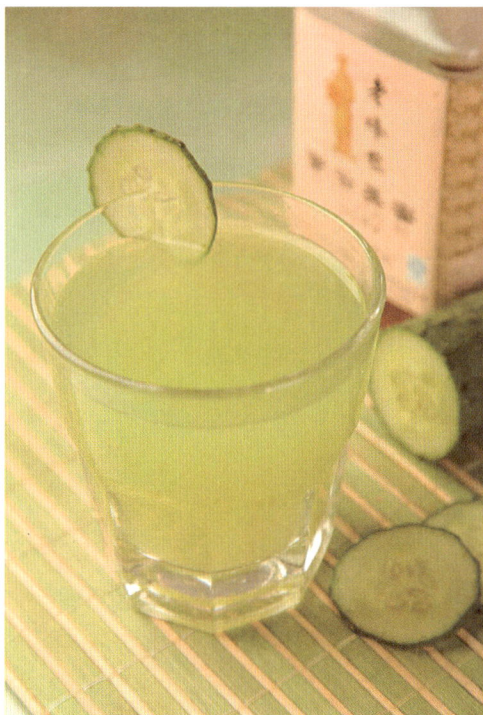

黄瓜汁

材料

黄瓜140克，蜂蜜25毫升

做法

1. 洗净的黄瓜去皮，切小块，备用。
2. 取备好的榨汁机，倒入黄瓜块，加入少许蜂蜜。
3. 注入适量纯净水，榨取蔬菜汁。
4. 断电后滤出黄瓜汁，装入杯中即可。

丙型病毒性肝炎

丙型病毒性肝炎简称丙型肝炎、丙肝，是一种由丙型肝炎病毒（HCV）感染引起的病毒性肝炎，主要通过输血、针刺、吸毒等途径传播。丙型病毒性肝炎的病理改变与乙型病毒性肝炎极为相似，以肝细胞坏死和淋巴细胞浸润为主。慢性丙型病毒性肝炎可出现汇管区纤维组织增生，严重者可以形成假小叶即成为肝硬化。

典型症状

成人急性丙型肝炎病情相对较轻，多数为急性无黄疸型肝炎，症状以谷丙转氨酶升高为主，少数为急性黄疸型肝炎，黄疸为轻度或中度，可出现恶心、食欲下降、全身无力、尿黄眼黄等症状。慢性丙型病毒性肝炎症状较轻，表现为肝炎常见症状，如容易疲劳、食欲欠佳、腹胀等。

饮食原则

①多吃菌类食物。丙肝患者的肝脏受到损伤，导致人体免疫力下降，而菌类食物有助于提高人体免疫力，常见的菌类食物有木耳、香菇、金针菇等。

②丙肝患者代谢能力下降，可以吃一些有利于患者吸收的精粮，如精米、精白面粉制品等。

③可以多吃富含维生素的新鲜水果、蔬菜，如香蕉、苹果、柚子、梨、橘子、菠菜、青菜等。

日常保健

①忌滥用激素、抗生素。是药三分毒，药物对肝肾多有损害，肝病患者一定要在医生的指导下正确用药。

②可以适当做一些体育锻炼，如散步、练太极拳、打羽毛球等，以提高人体的免疫力，这对丙肝的治疗能起到很大的辅助作用。

三鲜豆腐

🥢 材料

豆腐100克，蟹味菇90克，虾仁80克，葱花适量，盐2克，鸡粉2克，香油适量

😋 做法

1. 豆腐切块，蟹味菇摘成小朵，虾仁去虾线，待用。
2. 锅内注水烧开，倒入虾仁、豆腐、蟹味菇，中火煮8分钟。
3. 揭盖，加入盐、鸡粉、香油拌匀。
4. 关火后将食材盛入碗中，撒入葱花即可。

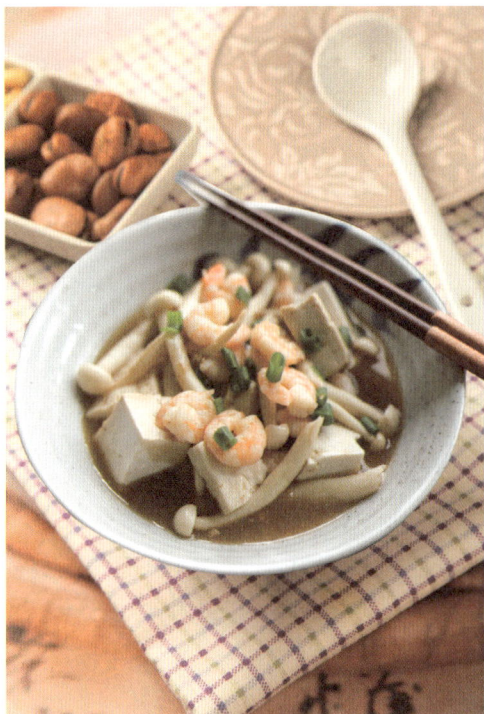

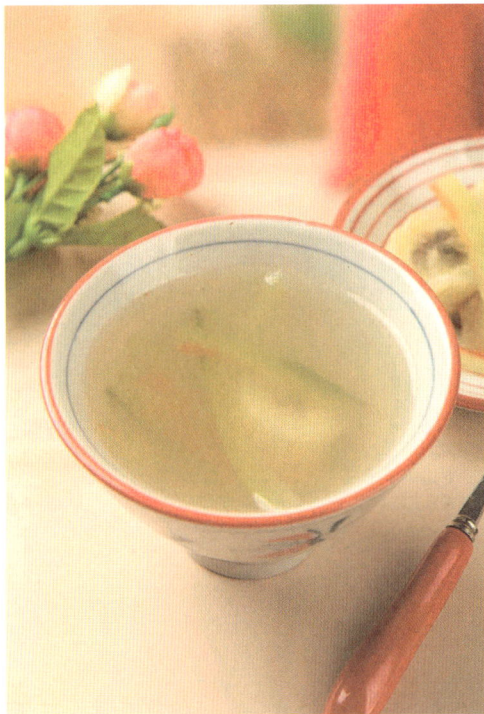

翠衣香蕉茶

🥢 材料

香蕉200克，西瓜皮100克，冰糖适量

😋 做法

1. 处理好的西瓜皮削去表面的绿皮，切成片状；香蕉剥皮，切成均匀的小段。
2. 砂锅中注入适量清水烧热，倒入西瓜皮、香蕉，搅拌片刻，大火煮30分钟至熟软。
3. 倒入适量的冰糖，继续煮15分钟至冰糖完全溶化即可。

中毒性肝炎

中毒性肝炎是由化学毒物（砷、四氯化碳等）、药物或生物毒素所引起的肝炎或肝脏病变，主要是细胞毒作用的结果。中毒性肝炎按接触毒物的时间和量可分为急性中毒性肝炎和慢性中毒性肝炎，以慢性者多见。

典型症状

急性中毒性肝炎发病急骤，常无前驱症状，一般在中毒24～48小时出现症状，主要表现为食欲不振、恶心、呕吐、腹痛、肝大、血清转氨酶增高，严重者出现急性肝坏死。慢性中毒性肝炎起病隐匿，症状不明显，表现类似慢性病毒性肝炎，主要表现为乏力、胃纳差、恶心、呕吐、腹胀、肝区痛、黄疸等。

饮食原则

①饮食宜清淡，有规律，宜吃清热解毒、滋阴补肺的食物，如绿豆、银耳等。忌生冷、不洁、辛辣刺激性食品，戒烟戒酒。

②遵循"高蛋白质、高维生素、低脂、低糖"两高两低的饮食原则。多吃蛋白质含量高的食物，以促进肝细胞的再生和修复；多吃富含维生素的食物，保证营养均衡，提高人体的免疫力，增强肝脏解毒功能。

③适当补充葡萄糖、生理盐水等以维持人体的需要，促进肝糖原的合成，为促进受损肝细胞的修复和再生提供能量。

日常保健

①患者应保持良好的心态，调节好情绪，避免精神过度紧张或情绪低落。

②急性中毒性肝炎要及时治疗，以免转为慢性肝炎，久而难愈。

③宜卧床休息，生活要有规律，慎起居，避风寒。

④患者应远离肝脏毒物，避免再次中毒。

冰糖雪梨炖银耳

🍲 材料
水发银耳150克，去皮雪梨半个，红枣5枚，冰糖8克

🥄 做法
1. 将泡好的银耳根部去除，切小块；洗净的雪梨取果肉切小块。
2. 将电饭锅中倒入切好的银耳、雪梨，倒入红枣和冰糖，加入适量清水至没过食材。
3. 煮2小时至食材熟软入味即可。

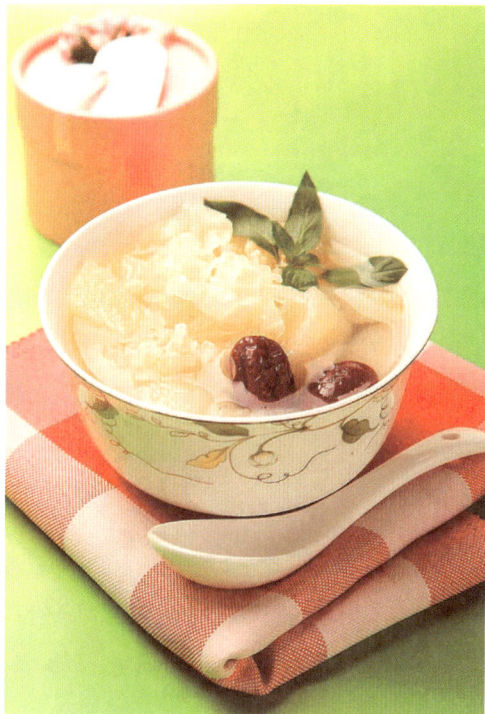

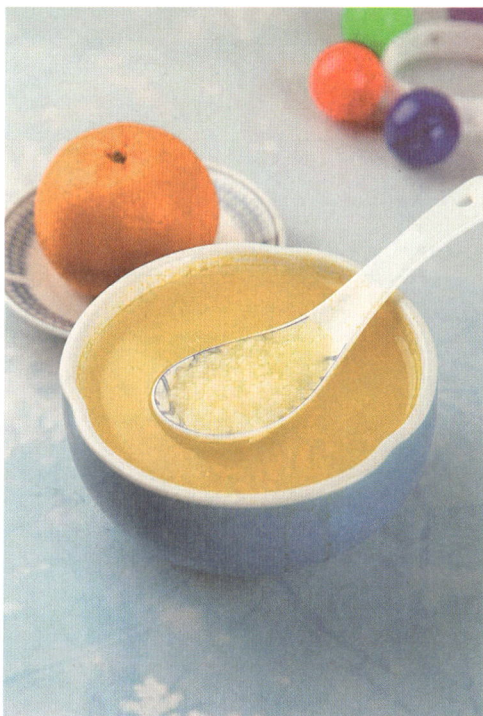

橘子稀粥

🍲 材料
水发米碎90克，橘子果肉60克

🥄 做法
1. 取榨汁机，放入橘子肉，注入适量温开水，榨取果汁，滤入碗中，备用。
2. 砂锅中注入适量清水烧开，倒入洗净的米碎，烧开后用小火煮20分钟至其熟透。
3. 倒入橘子汁，搅拌一会儿，关火后盛入碗中即可。

肝结核

肝结核是由各种肝外结核菌播散到肝脏所致，有时因肝外原发灶较小或已痊愈，不能查出原发病灶。肝结核较少见，因缺乏特异的症状和体征，故临床误诊率较高。多数肝结核系全身粟粒型结核的一部分，称为继发性肝结核，患者主要表现为肝外肺、肠等结核引起的临床表现，一般不出现肝病的临床症状。

典型症状

肝结核主要症状有发热、食欲不振、乏力、肝区或右上腹痛及肝大。发热多在午后，有时伴畏寒和夜间盗汗；有低热者也有弛张型者，高热可达39～41℃。肝大是其主要体征，半数以上有触痛、肝质硬、结节性肿块等症状，部分患者可能出现轻度黄疸或腹腔积液。

饮食原则

①选择高蛋白质、高热量、高糖类的食物，如主食可选用大豆及豆制品、糙米、荞麦、大米、小米、芡实、绿豆、红豆、玉米、小麦等。

②选择富含B族维生素、维生素C的食物，如蔬菜类可选择青菜、冬瓜、藕、西红柿等，水果类可选择梨、柿、橘、甘蔗、苹果等。

③脂肪摄入应适量，避免给肝脏增加负担，如选择脂肪含量少、优质蛋白含量丰富的鱼类、蛋类、乳品、瘦肉等。

日常保健

①加强个人卫生，勤晒衣服、被褥等生活用品，消灭污染的结核杆菌。

②加强体育锻炼，提高身体抗病能力。

③积极、尽早、彻底治愈活动性肺结核，使痰菌转阴，防止肺结核病情发展引发肝结核。

红豆燕麦粥

材料
红豆80克，燕麦10克，白糖30克

做法
1. 锅中倒入约800毫升清水烧开，放入水发红豆，转小火煮约1小时至红豆完全熟软。
2. 倒入燕麦，用小火煮约20分钟至散出麦香味。
3. 加入白糖，续煮至白糖完全溶化即可。

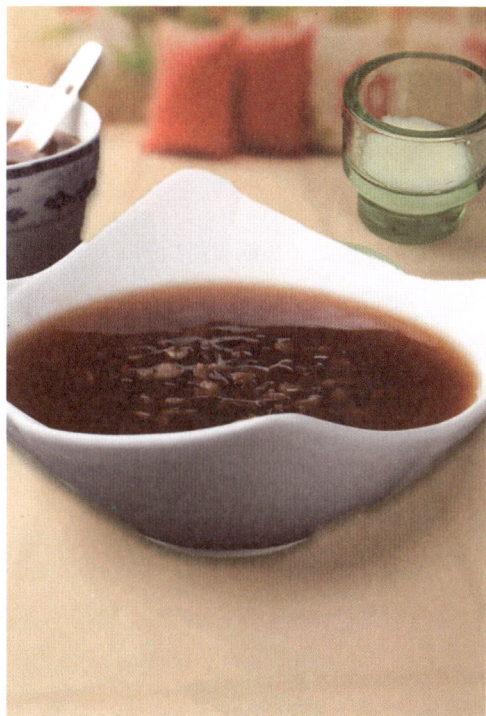

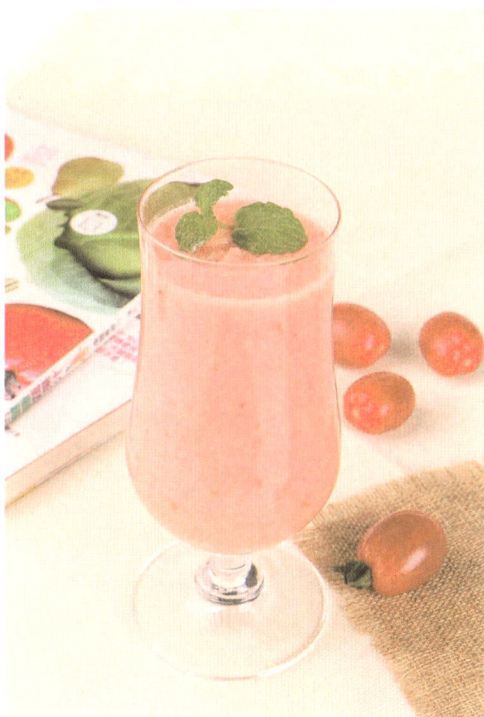

圣女果甘蔗荸荠汁

材料
圣女果100克，去皮荸荠120克，甘蔗110克

做法
1. 洗净去皮的荸荠对半切开；处理好的甘蔗切条，再切成小块，待用。
2. 备好榨汁机，倒入甘蔗块，倒入适量的凉开水，榨取甘蔗汁，滤入碗中，待用。
3. 将圣女果、荸荠倒入榨汁机中，再倒入榨好的甘蔗汁，榨取果汁即可。

酒精肝

酒精肝是由于长期大量饮酒（嗜酒）所致的肝脏损伤性疾病。过量饮酒可加重肝脏负担，使肝细胞受损变性，最终导致肝硬化，医学上称之为"酒精肝"。长期酗酒影响脂肪代谢，使肝细胞变性、坏死、纤维组织增生而致肝硬化。酒精肝的临床表现包括酒精性脂肪肝、酒精性肝炎和酒精性肝硬化三类。

典型症状

酒精肝常见的症状为：由脂肪浸润而引起肝脏肿大及压痛，肝细胞坏死而引起黄疸、恶心、呕吐等。酒精肝晚期多表现为肝区疼痛、全身无力、消化不良、食欲不振、恶心呕吐、发热、腹胀腹泻等症状。

饮食原则

①患者应多食素食，饮食宜清淡，以忌油腻、富营养、易消化为原则，少食多餐，禁生冷、甜腻、辛热及生痰助湿之品。

②严格限制脂肪的摄入，应多食富含不饱和脂肪酸和必需氨基酸的食物，少吃饱和脂肪酸含量高的食物。

③食盐有凝滞助水之弊，因此酒精肝患者应低盐、少盐饮食。

日常保健

①注意多休息。酒精肝患者日常要注意多休息，做到起居有节，劳逸结合。

②禁止饮酒。一旦患上酒精肝，在疾病的治疗过程中及疾病康复后，必须禁止饮酒。

丝瓜炒山药

🍅 材料

丝瓜120克，山药100克，枸杞10克，蒜末、葱段各少许，盐3克，鸡粉2克，水淀粉5毫升，食用油适量

🍚 做法

1. 将洗净去皮的丝瓜切成小块，洗好去皮的山药切成片。
2. 锅中注水烧开，倒入山药片、枸杞、丝瓜，煮至食材断生后捞出，待用。
3. 用油起锅，放入蒜末、葱段爆香，倒入焯过水的食材翻炒匀，加入鸡粉、盐、水淀粉，快速炒匀至食材熟透即可。

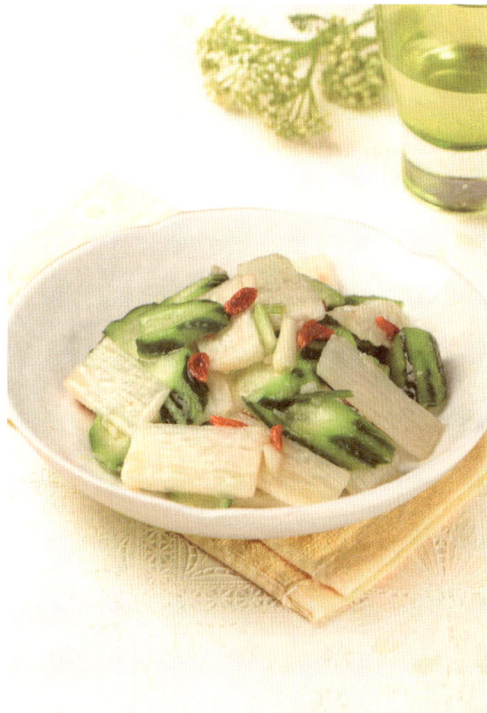

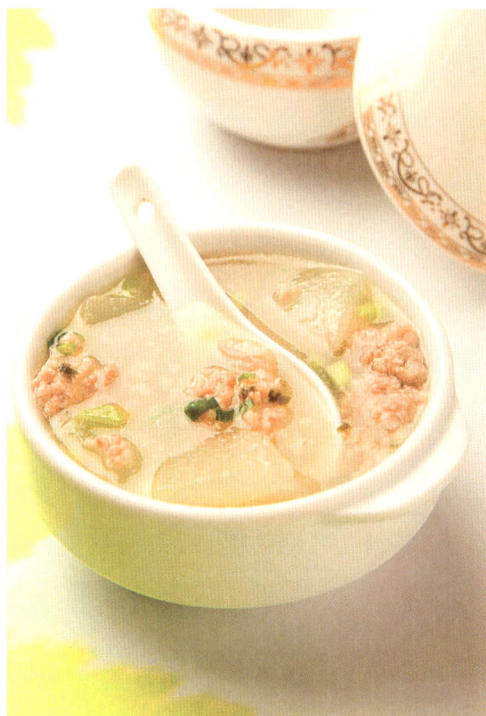

肉丸冬瓜汤

🍅 材料

去皮冬瓜500克，五花肉末250克，葱花10克，盐3克，鸡粉2克，淀粉10克

🍚 做法

1. 洗净的冬瓜切小块；五花肉末装碗，倒入盐、鸡粉、淀粉拌匀，腌渍10分钟至入味后捏成肉丸，装碗待用。
2. 电饭锅中加适量水，倒入肉丸，放入冬瓜，调至"蒸煮"状态，煮20分钟至食材熟软入味，起锅倒入葱花，加盐搅拌均匀即可。

脂肪肝

脂肪肝是肝细胞内脂肪堆积过多引起的病变。脂肪肝是一种综合的临床现象，而非一种独立的疾病。其临床表现轻者无症状，重者病情凶猛。一般而言，脂肪肝属可逆性疾病，早期及时诊断并治疗常可恢复正常。根据病因不同，脂肪肝又可分为肥胖性脂肪肝、酒精性脂肪肝、快速减肥性脂肪肝、营养不良性脂肪肝以及药物性脂肪肝等。

典型症状

脂肪肝的临床表现多样，轻度脂肪肝多无临床症状，仅有疲乏感，且多数脂肪肝患者较胖。中、重度脂肪肝有类似慢性肝炎的表现，可出现食欲不振、疲倦乏力、恶心、呕吐、肝区或右上腹隐痛，肝脏轻度肿大，有触痛，质地稍韧、边缘钝、表面光滑，少数病人可有脾肿大和肝掌症状。此外，脂肪肝病人也常有舌炎、口角炎、皮肤瘀斑、四肢麻木、四肢感觉异常等末梢神经炎症状。

饮食原则

①增加蛋白质的供给量。高蛋白质膳食可以避免体内蛋白质的消耗，有利于肝细胞的修复与再生，蛋白质中许多氨基酸都有抗脂肪肝的作用。

②补充维生素、矿物质。多食富含叶酸、胆碱、肌醇、维生素B_3、维生素E、维生素C、钾、锌、镁的食物，以促进和维持人体正常代谢，防止营养缺乏。

③对肝脏功能障碍、伴有腹腔积液或水肿者还应限制钠盐的摄入。

日常保健

①脂肪肝患者应禁酒。病态的肝脏没法代谢酒精，喝酒会加速肝脏恶化进程。

②减少有害物质的摄入，如某些药物、化学物质，不慎摄入后会使肝脏受损。

菠菜豆腐汤

🍅 材料

菠菜120克，豆腐200克，水发海带150克，盐2克

🥄 做法

1. 洗净的海带划开，切成小块；洗好的菠菜切段；洗净的豆腐切条，再切成小方块，备用。
2. 锅中注入适量清水烧开，倒入切好的海带、豆腐，拌匀，用大火煮2分钟，倒入菠菜，略煮片刻至其断生，加入盐煮至入味即可。

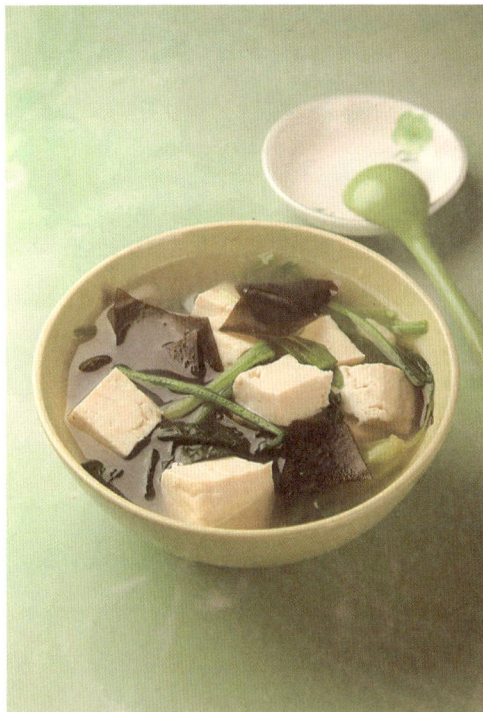

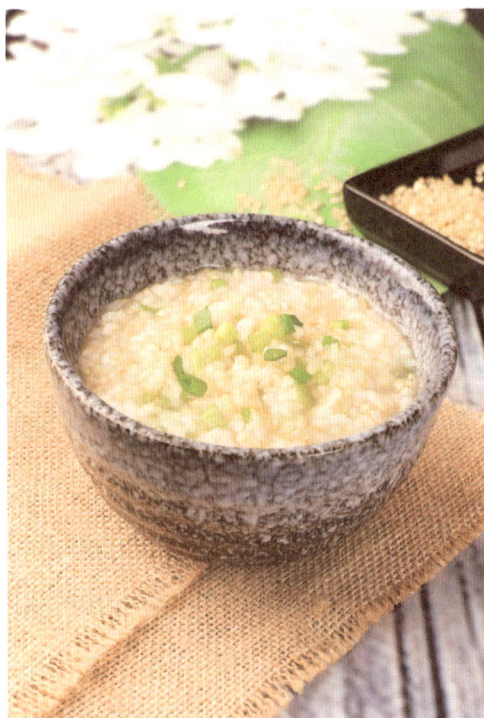

芹菜糙米粥

🍅 材料

水发糙米100克，芹菜30克，葱花少许，盐适量

🥄 做法

1. 洗净的芹菜切碎，待用。
2. 砂锅中注入适量的清水烧热，倒入泡发好的糙米，大火煮开后转小火煮45分钟至米粒熟软。
3. 倒入芹菜碎、盐拌匀，将煮好的粥盛入碗中，撒上葱花即可。

肝硬化

肝硬化是临床常见的慢性进行性肝病，由一种或多种病因长期或反复作用形成的弥漫性肝损害、肝坏死，继而导致肝脏出现纤维组织增生和肝细胞结节状再生、肝小叶结构和血液循环逐渐破坏，肝脏变形、变硬。根据病因不同，可分为病毒性肝炎肝硬化、酒精性肝硬化、代谢性肝硬化及胆汁淤积性肝硬化等。

典型症状

肝硬化主要表现为食欲减退、恶心、呕吐，面容消瘦、憔悴。病情严重者，面部颜色变黑，嘴唇呈黑紫色，眼角有色素聚集，临床上称之为肝病面容。此外，患者还可能伴有体重下降、疲倦乏力，上腹或肝区疼痛、腹泻、腹胀，牙龈、鼻腔及皮肤出血、蜘蛛痣、肝掌、轻度黄疸等。晚期因肝脏硬变而发生肝萎缩，脾脏一般也出现肿大、质硬。

饮食原则

①摄入适量的无机盐。在日常饮食中应适量摄取富含锌和镁的食物，如猪瘦肉、牛肉、鱼类以及绿叶蔬菜、豌豆和乳制品等。

②食盐及水的摄入要适量。食盐的每日摄入量以1.0～2.0克为宜，饮水量应限制在1000毫升以内。避免进食高钠食物，如咸肉、酱油、罐头食品、味精等。

③食物宜软不宜硬。避免食用带刺、带骨及芹菜、韭菜等富含膳食纤维的食物。

日常保健

①肝硬化患者平时应当多休息，注意节制性生活，不要熬夜，不宜过度劳累，以免加重肝损伤，不利于康复。

②肝硬化患者应禁酒。任何含有酒精的液体进入机体后都需要肝脏进行分解，在分解过程中，容易使肝细胞缺氧、坏死和纤维化，导致肝硬化加重。

油菜鱼肉粥

🍅 材料

鲜鲈鱼50克，油菜50克，水发大米95克，盐2克，水淀粉2毫升

🥄 做法

1. 将洗净的油菜切成粒；处理干净的鲈鱼切成片，装入碗中，放入1克盐及适量水淀粉抓匀，腌渍至入味。
2. 锅中注水烧开，倒入水发好的大米，用小火煮30分钟至大米熟烂。
3. 倒入鱼片煮至熟，再放入油菜，加入1克盐调味即可。

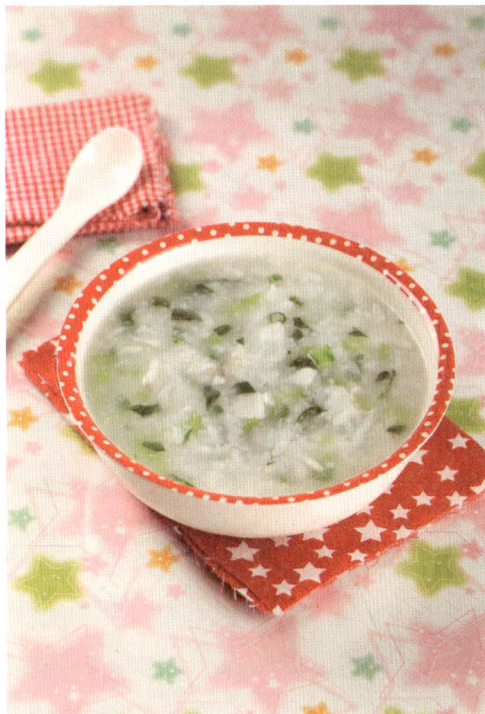

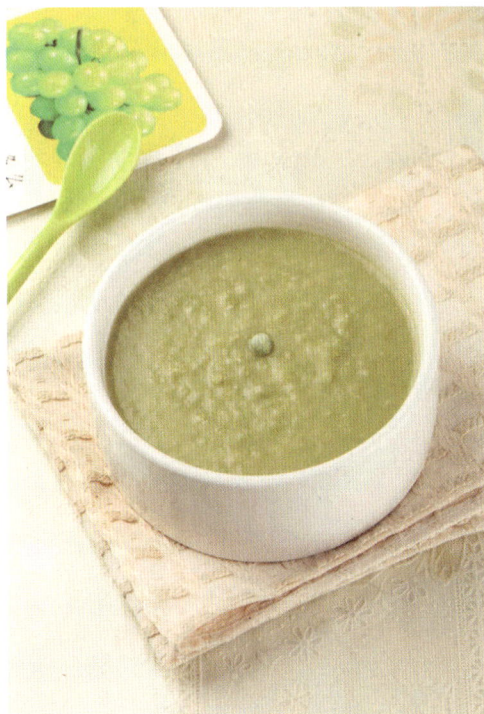

豌豆糊

🍅 材料

豌豆120克，鸡汤200毫升，盐少许

🥄 做法

1. 汤锅中注入适量清水，倒入洗好的豌豆，盖上锅盖，烧开后用小火煮15分钟至熟，捞出沥水，装碗备用。
2. 取榨汁机，倒入豌豆，倒入100毫升鸡汤，盖上盖，选择"搅拌"功能，榨取豌豆鸡汤汁倒入碗中，待用。
3. 把剩余的鸡汤倒入汤锅中，加入豌豆鸡汤汁，用小火煮沸，放入少许盐，快速搅匀调味，将煮好的豌豆糊装碗即可。

肝肿瘤

　　肝脏是肿瘤好发部位之一，良性肿瘤较少见，恶性肿瘤中转移性肿瘤较多见。肝脏恶性肿瘤可分为原发性和继发性两大类，其中原发性肝肿瘤最常见。原发性肿瘤可发生于肝细胞索、胆管上皮、血管或其他中胚层组织。转移性肿瘤中多数为转移性癌，少数为转移性肉瘤。肝肿瘤按肿瘤的形态可分为结节型、巨块型和弥漫型。

典型症状

　　肝肿瘤主要表现为肝区疼痛，疼痛多为持续性隐痛、胀痛或刺痛，在夜间或劳累后加重；消化道症状主要表现为食欲减退、腹胀、恶心、呕吐、腹泻等。其次，还会出现发热、乏力、消瘦、黄疸、腹腔积液、皮肤瘙痒等。其中，发热多为37.5～38℃的低热，个别可达39℃以上，抗生素治疗往往无效。若发生肝外转移，则会出现相应部位的症状，如肺转移，病症表现为呼吸困难、咳嗽和咯血。

饮食原则

　　①多食高蛋白、高热量、高维生素、低脂肪的食物，如瘦肉、鱼、禽蛋、奶制品、豆制品、新鲜蔬菜和水果等，限制动物脂肪的摄入。
　　②饮食多样化，注意食物搭配，做到色、香、味俱全，以增进食欲。
　　③发热病人应多饮水，以利热量散发。恶心、呕吐频繁者应暂时禁食或少量进食，以减少食物对胃的刺激，防止呕吐。

日常保健

　　①"怒伤肝"，肝病恶性肿瘤患者在日常生活中应该避免情绪的过度波动，应努力保持情绪稳定，避免忧郁、愤怒，减少对肝脏的伤害。
　　②每天坚持进行简单的运动，如转腰、弯腰、用力拍手、两手侧平举等，对病情恢复十分有益。

鸡蛋大米粥

🍅 材料

大米100克，鸡蛋1个

🍲 做法

1. 取一碗，打入鸡蛋，用筷子搅散。
2. 取电饭锅，倒入大米，注入适量清水至水位线，选择"米粥"功能，开始煮粥。
3. 粥煮好后倒入蛋液拌匀，盛入碗中即可。

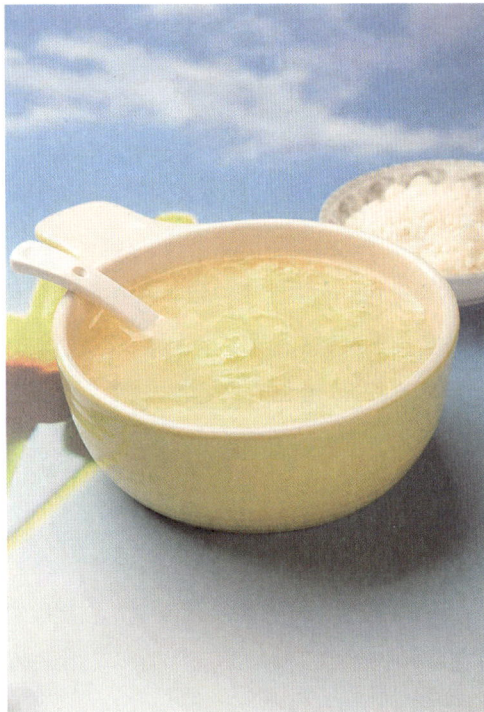

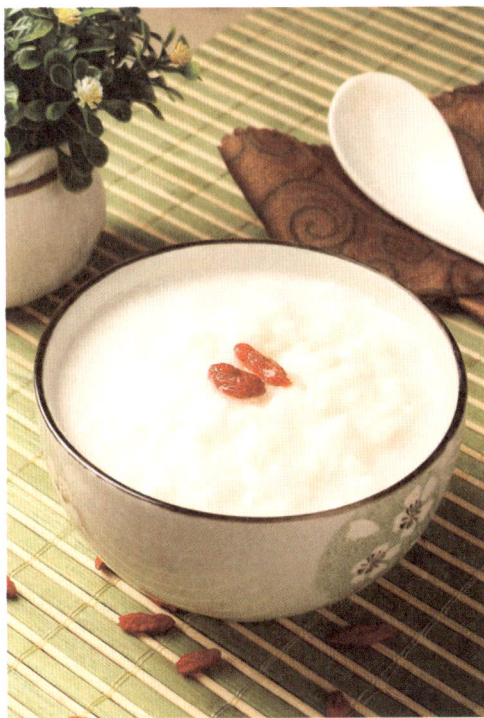

牛奶粥

🍅 材料

牛奶400毫升，水发大米250克

🍲 做法

1. 砂锅中注入适量的清水大火烧热，倒入牛奶、大米，搅拌均匀，盖上锅盖，大火烧开后转小火煮30分钟至熟软。
2. 掀开锅盖，持续搅拌片刻，将粥盛入碗中即可。

肝囊肿

　　肝囊肿是最常见的肝脏良性疾病之一，是肝内出现单发或多发的囊性病变的结果，通常可分为寄生虫性囊肿和非寄生虫性囊肿，其中又以后者较常见。还可以按遗传与否分为先天性肝囊肿和后天性肝囊肿。绝大多数的肝囊肿都是先天性的，且无明显症状，只有当囊肿长到一定程度，才可能会压迫胃肠道引起不适感。

典型症状

　　单发性的肝囊肿会有恶心、腹泻等症状出现。多发性肝囊肿甚大时，可压迫到肝脏细胞，导致萎缩性改变，引起胆管狭窄、胆囊炎等，扰乱正常的肝功能，最后出现腹腔积液、黄疸症状，甚至诱发食道静脉曲张，有时会出现胃肠梗阻、上腹不适等。

饮食原则

　　①减少高蛋白食物的摄入量，这样可以避免氮类代谢物的合成，但可以适量地食用一些含蛋白质的食物，如大豆、豆制品等。

　　②戒酒，酒精进入人体后主要通过肝脏进行分解代谢，会加重肝脏的负担，故肝囊肿患者应戒酒。

　　③饮食宜清淡，少吃辛辣、油炸、刺激性的食物，以免影响正常的肝脏功能。

日常保健

　　①避免过度劳累。过度的脑力或体力劳动不仅可使肝病患者的抵抗力降低，促使肿瘤的复发或转移，而且可加重肝脏损害，导致病情恶化。

　　②避免感染乙肝和丙肝。病毒性肝炎能够引发其他的肝脏疾病，故应该注重公共场合卫生，避免因不良生活习惯而引起肝脏病变。

山药薏米豆浆

🥣 材料

山药20克，薏米15克，水发黄豆50克

🍲 做法

1. 洗净去皮的山药切成片，备用；将已浸泡8小时的黄豆、薏米倒入碗中，注入适量清水，用手搓洗干净，倒入滤网，沥水。
2. 将备好的黄豆、薏米、山药倒入豆浆机中，注入适量水，选择"五谷"程序，开始打浆。
3. 待豆浆机运转15分钟即可。

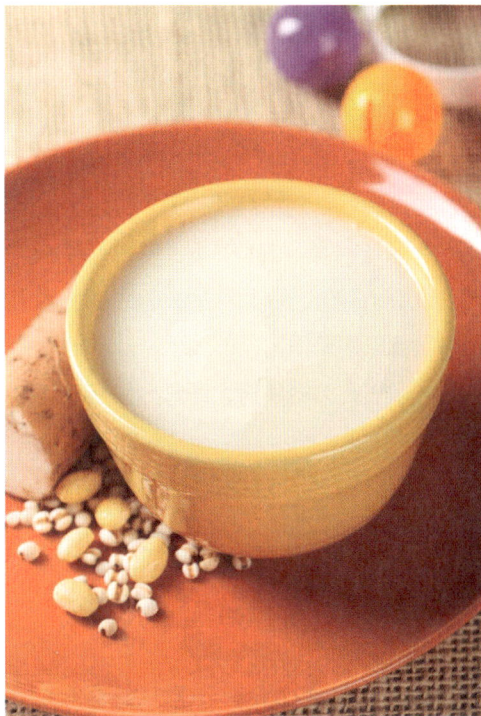

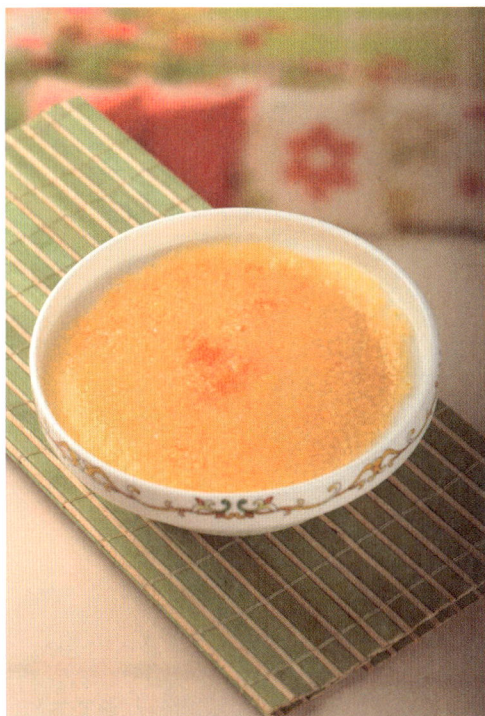

玉米红薯粥

🥣 材料

玉米碎120克，红薯80克

🍲 做法

1. 洗净去皮的红薯切成粒，备用。
2. 砂锅中注入适量清水烧开，倒入玉米碎、红薯粒，用小火煮20分钟，至食材熟透即可。

肝炎并发糖尿病

　　肝脏是调节人体血糖浓度的重要器官，当肝脏发生病变时，肝功能的异常就会干扰糖原分解和异生，以及葡萄糖的生成和利用，引起糖耐量异常，导致血糖升高。所以肝炎并发糖尿病是很常见的。但一般非胰岛素依赖型糖尿病才与肝炎有关，这种继发于慢性肝实质损害的糖尿病，即肝源性糖尿病（或称为肝性糖尿病），多出现于肝炎发生后1~11个月。

典型症状

　　肝炎并发糖尿病患者在糖尿病的基础上，往往会出现肝区疼痛的症状，表现为持续性胀痛或阵发性疼痛，同时伴有厌油、食欲减退、腹胀、疲乏、下肢酸软等症状，部分患者还会出现发热或皮肤、巩膜发黄，少数并发慢性肝炎患者有低热现象。

饮食原则

　　①糖尿病患者日常饮食需讲求个体化，根据病情不同控制饮食。

　　②少吃精制糖或甜食，确保蛋白质供给，摄入足够的无机盐、微量元素和维生素。

　　③在不增加胃肠道负担和不引起其他并发症的原则下，增加膳食纤维的摄入，如荞麦面、燕麦面、玉米面及杂豆等粗杂粮类。

　　④肝病并发糖尿病患者的脂肪供给量应有适当限制，预防糖尿病并发高血压、动脉粥样硬化。以植物油摄入为主，如大豆油、菜籽油、麻油等，它们富含单不饱和脂肪酸，禁止摄入动物油脂，如猪油、羊油等。

日常保健

　　①保持心情舒畅。肝喜舒恶郁，故生气发怒易导致肝脏气血瘀滞而成疾。

　　②适量运动。肝炎病毒携带者要多做户外活动，吐故纳新，强健身体，还可以怡情养肝。

玉米笋炒荷兰豆

材料

玉米笋80克，荷兰豆80克，胡萝卜60克，蒜末适量，盐2克，食用油适量

做法

1. 洗净的玉米笋对半切开。
2. 胡萝卜切片。
3. 热锅注油，倒入蒜末爆香。
4. 倒入玉米笋、荷兰豆炒匀至断生。
5. 倒入胡萝卜片炒至熟软，加入盐拌匀即可。

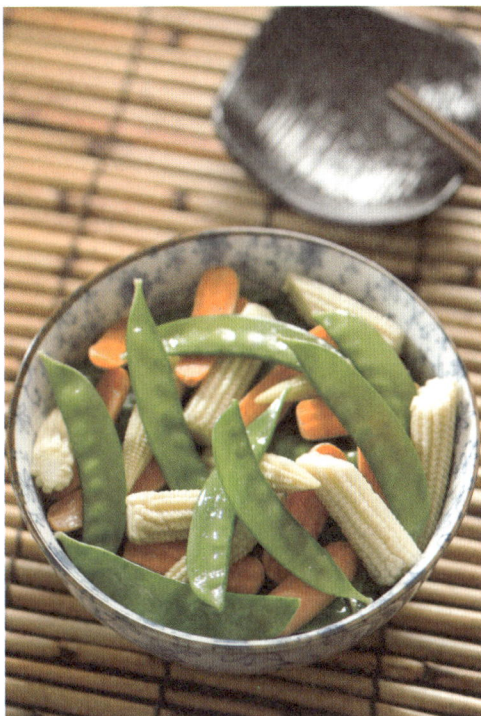

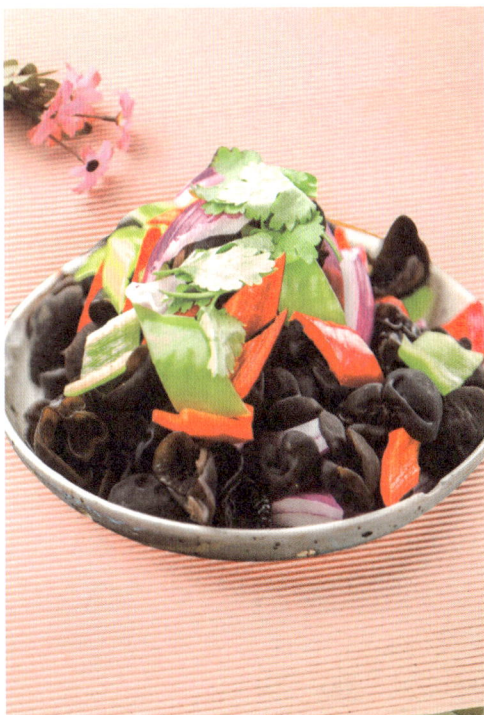

洋葱拌木耳

材料

木耳200克，洋葱100克，红椒30克，青椒30克，盐3克，鸡粉3克，生抽5毫升，陈醋5毫升，辣椒油5毫升，芝麻油5毫升

做法

1. 洗净的木耳切去根部，切小块；洋葱切小块；红椒、青椒切小块。
2. 锅中倒入适量清水，用大火烧开，放入木耳煮3分钟至熟，倒入洋葱和红椒、青椒，再煮1分钟至熟捞出。
3. 往食材中加入盐、鸡粉、生抽、陈醋、辣椒油、芝麻油，拌匀即可。

肝病性肾病

中医有"肝肾同源"一说，说明肝肾起源相同，生理病理密切相关。西医理论认为，肝脏疾病常可导致肾脏损害，如肝炎导致急性肾炎、慢性肾炎、慢性肾功能衰竭等，都属于肝病性肾病。肝和肾虚实密切相关，相互制约，治疗上多兼顾二脏。目前，以乙型肝炎性肾炎发生率较高，主要原因是乙型肝炎传播力强、传播途径复杂。

典型症状

肝病性肾病有多种临床类型，其主要表现为肾病综合征或隐匿性肾炎，有时会引起慢性肾功能不全，血尿的发生率较高。早期血压和肾功能大多处于正常范围，主要表现为反复出现疲乏、消化道症状、肝区不适、肝脏肿大等，可伴有肝掌、蜘蛛痣。

饮食原则

①肝炎导致急性肾炎时，可多吃碱性水果和蔬菜，如白萝卜、胡萝卜、莴笋、南瓜、黄瓜等。

②肝炎导致慢性肾炎时，要多补充富含维生素A、B族维生素、维生素C及叶酸的食物，如山药、红枣、桂圆、红豆、甲鱼等。

③肝炎导致慢性肾功能衰竭时，应进食低蛋白食物，可选用麦淀粉、玉米淀粉、土豆粉等代替日常面粉。

日常保健

①要养成良好的卫生习惯，避免与他人共用刮胡刀、牙刷等，避免交叉感染。

②慎服药物，避免药物二度伤害肝脏。

③充分的休息与睡眠是肝病性肾病患者的基本保健之道。只要精神饱满，或是活动后不觉得累，就说明身体得到了充分休息。

黄瓜炒土豆丝

🍚 材料

土豆120克，黄瓜110克，葱末、蒜末各少许，盐3克，鸡粉、食用油各适量

🍲 做法

1. 把洗好的黄瓜切成丝；去皮洗净的土豆切成丝，待用。
2. 锅中注水烧开，倒入土豆丝，煮半分钟至其断生，捞出，沥干待用。
3. 用油起锅，下入蒜末、葱末爆香，倒入黄瓜丝，翻炒几下，再放入土豆丝，快速翻炒至全部食材熟透。
4. 加入盐、鸡粉，炒至食材入味即可。

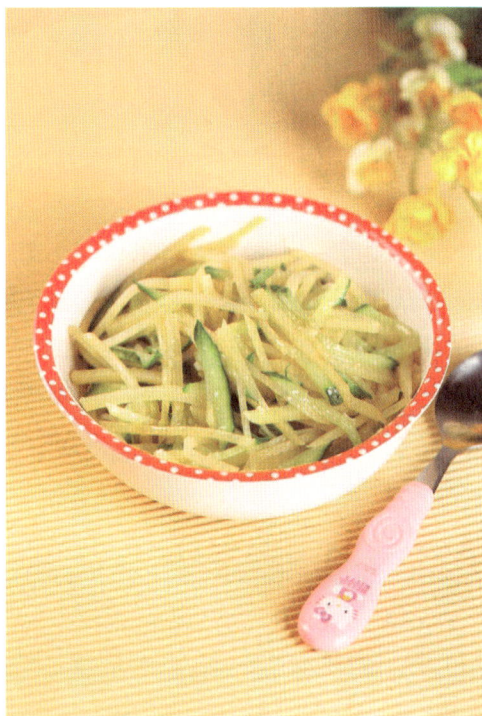

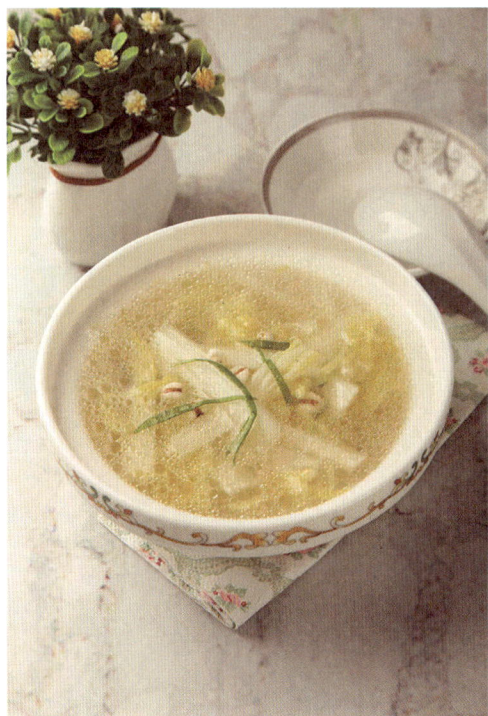

薏米白菜汤

🍚 材料

白菜140克，水发薏米150克，姜丝、葱丝各少许，盐、鸡粉各2克，食用油少许

🍲 做法

1. 洗好的白菜切丝，备用。
2. 锅置火上，倒油烧热，放入姜丝、葱丝炒匀，注水，倒入薏米炒匀，烧开后用小火煮30分钟。
3. 放入白菜拌匀，再用小火煮6分钟至熟。
4. 加入盐、鸡粉调味即可。

肝炎合并高血压

　　肝炎是肝脏炎症的统称，因病毒、细菌、寄生虫、化学毒物、药物、酒精、自身免疫等因素，导致肝脏细胞受到破坏，肝脏的功能受到损害，引起身体一系列不适及肝功能指标的异常。高血压是感染性疾病以外患病率最高的疾病之一，属于心脑血管疾病。肝炎合并高血压，两者互相影响，是肝炎常见合并症。

典型症状

　　肝炎合并高血压的症状目前没有相关介绍，但是高血压患者的临床症状可能会有头痛、头晕、注意力不集中、记忆力减退、肢体麻木、夜尿增多、心悸、胸闷、乏力等。不同病因的肝炎临床表现各异，常见症状包括：食欲减退、腹胀、厌油腻食物、恶心、呕吐、易疲倦；部分患者出现巩膜或皮肤黄染、发热、肝区隐痛、肝大、触痛、蜘蛛痣和肝掌；重型肝炎可见腹水、少尿、出血倾向和意识障碍、昏迷等。

饮食原则

　　①饮食中应限制钠盐，适当补充钾盐，使钾与钠的比例维持在1.5∶1的水平。可补充的含钾食物有荞麦面、小米、玉米、黄豆、青豆、红豆等。

　　②增加饮食中锌、镉、镁的比例，多吃一些硬果、豆类以及各种粗粮，如菠菜、桂圆、荸荠、玉米、苋菜等。

日常保健

　　①远离烟酒。烟酒对人体健康的危害应该被重视，长期吸烟饮酒，血压会出现异常，且酒是肝脏最大的敌人。

　　②适当进行体育锻炼。体育锻炼不仅能强身健体，还能够缓解焦虑、急躁的心情，对降低血压、减少肝脏损害都有作用。

桂圆核桃茶

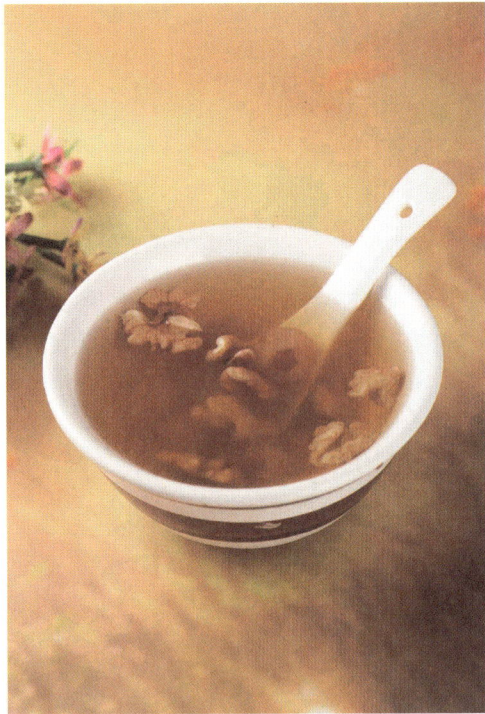

材料

桂圆肉15克，核桃仁30克，白糖20克

做法

1. 砂锅中注入适量清水烧开，放入备好的桂圆肉、核桃仁，盖上盖，用小火煮20分钟至食材熟透。
2. 揭开盖，放入适量白糖拌匀，煮至白糖溶化。
3. 关火后盛入碗中即可。

肉末胡萝卜炒青豆

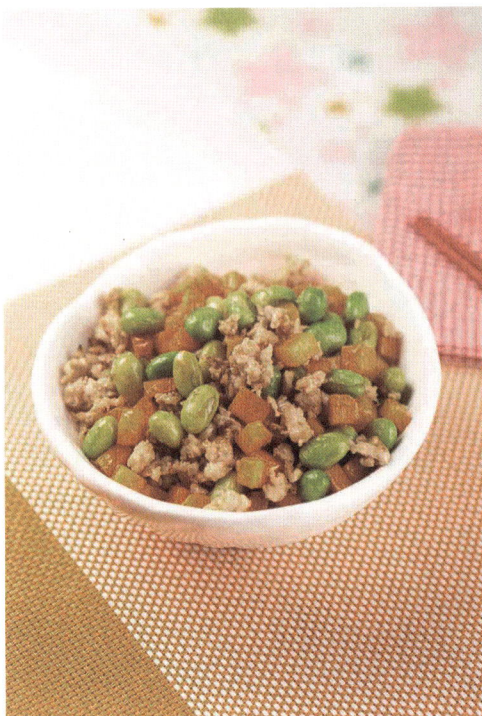

材料

肉末90克，青豆90克，胡萝卜100克，姜末、蒜末、葱末各少许，盐3克，鸡粉少许，生抽4毫升，水淀粉、食用油各适量

做法

1. 将洗净的胡萝卜去皮，切成粒。
2. 锅中注水烧开，倒入胡萝卜粒、青豆，煮至食材断生后捞出，沥水待用。
3. 用油起锅，倒入肉末，炒至其松散，倒入姜末、蒜末、葱末炒香，再淋入生抽，拌炒片刻，倒入焯煮过的食材，用中火翻炒匀转小火，调入盐、鸡粉、水淀粉炒匀即可。

妊娠合并肝炎

病毒性肝炎是妊娠期妇女出现肝病症状的最常见因素。妊娠合并病毒性肝炎发病率为0.8%～17.8%，分为甲型、乙型、丙型、丁型、戊型、庚型和输血传播型肝炎7个类型。妊娠的任何时期都有被肝炎病毒感染的可能，其中乙型肝炎病毒感染最常见。在妊娠这一特殊时期，病毒性肝炎不仅会使病情复杂化，也是我国孕产妇死亡的主要原因之一。

典型症状

妊娠合并肝炎主要症状有食欲减退、恶心、呕吐、腹胀等，特别是孕早期，消化道症状更加明显，其次还有肝区痛、乏力、畏寒、发热等症状。部分患者出现皮肤瘙痒、尿色深黄，甚至肝肿大并有肝区叩击痛、黄疸等症状。

饮食原则

①应多食富含铁的食物，如动物肝、动物血、瘦肉、蛋黄等，也可多吃豆类及各种绿叶菜等。

②必须供给充足的维生素，这是妊娠正常生理功能所必需的，也是满足胎儿健康发育和避免畸形的需要。孕妇对叶酸的需要量较成年女子增加一倍，应多进食动物肝肾及含叶酸多的蔬菜，如菠菜、西红柿、胡萝卜、豆类等。

日常保健

①与非孕期相同，注意休息，加强营养，积极进行保肝治疗，避免使用可能损害肝脏的药物。

②注意日常卫生，减少接触各种病菌多的物品，少去病菌多的公共区域，以防感染，避免加重对肝脏的损害，有黄疸者应立即住院。

蔬菜煎蛋

材料

西红柿90克，鸡蛋3个，生菜适量，盐2克，鸡粉2克，食用油适量

做法

1. 西红柿切片，待用。
2. 热锅注油，放入西红柿片，煎至熟软后捞出，待用。
3. 热锅留油，依次打入鸡蛋，煎成荷包蛋，中途撒上盐、鸡粉调味。
4. 将煎好的鸡蛋盛入盘中，放上西红柿片，摆上备好的生菜即可。

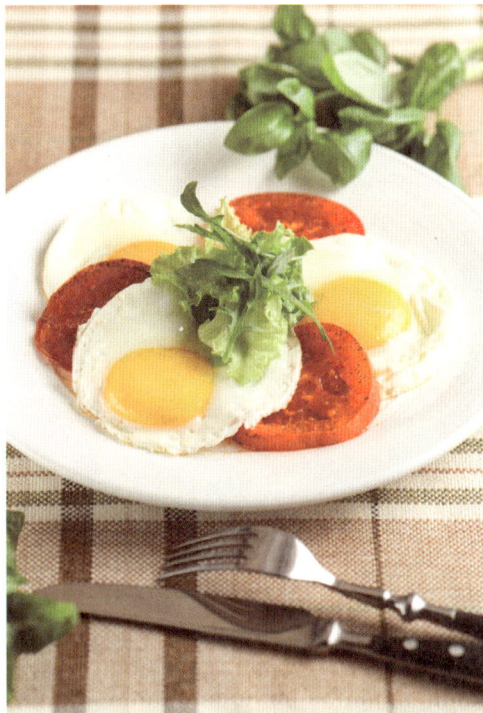

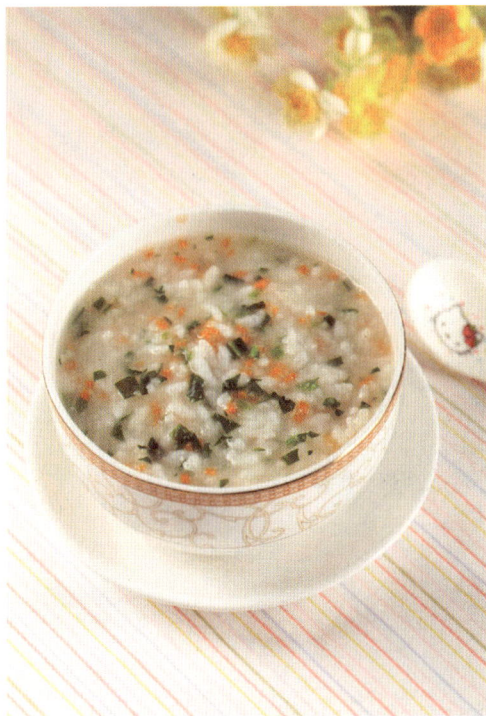

胡萝卜菠菜碎米粥

材料

去皮胡萝卜30克，菠菜20克，米饭150克，盐2克

做法

1. 将洗净的胡萝卜切成粒；洗好的菠菜切碎。
2. 锅中注水烧开，倒入适量米饭拌匀，盖上盖，用小火煮20分钟至米饭熟烂，揭盖，倒入切好的胡萝卜拌匀，放入备好的菠菜拌匀煮沸，加入适量盐调味。

PART 05
肝病患者
日常保健指南

养生要养肝，除了饮食的调理外，对于日常生活中的一些小细节也要多加关注。可以做一些护肝的运动，增加肝脏的活力；还可从情志方面入手，呵护我们的心情，养肝护肝。

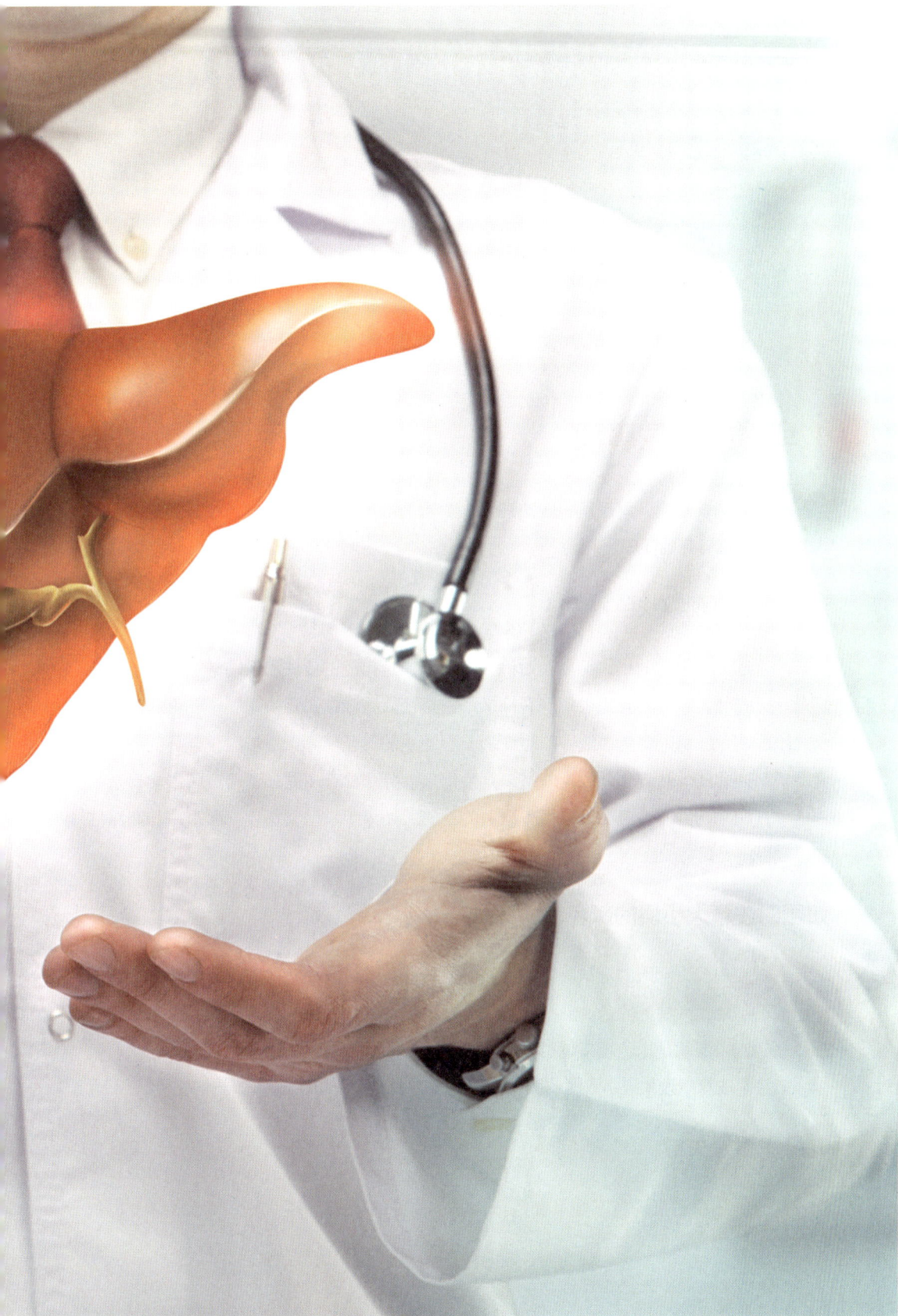

一、肝病患者的日常保健注意事项

要想使肝脏这个人体的"综合化学工厂"顺畅地运作，先决条件就是保持人体节奏的规律性。这里主要介绍各个时间点以及工作时、节假日时肝病患者在日常保健上的注意事项。

1.早晨的注意事项

一日之计在于晨，早晨是一天的开始，要想维持身体功能的正常运作、保持身体健康，就得从早晨开始保养。

洗漱时注意观察肤色和眼球

早上起床洗漱的时候，可以面对镜子仔细地检查自己的皮肤和眼睛，看看皮肤是否黯黄、无光泽，看看瞳孔是否炯炯有神，眼白是否清澈洁白。黄疸是肝炎的临床症状之一，一般的黄疸病人，当血液中的胆红素（胆汁里的黄色色素）增加时，全身的皮肤就会泛黄，因此我们从皮肤外表上就可以判断出来。除了检查皮肤还要检查眼白。检查眼白应该在明亮的地方，看看其是否有泛黄的现象，如果手掌呈现黄色，而眼白却清澈洁白，那就不是黄疸的症状了。

如厕时注意大小便的颜色

养成在早晨上厕所时观察粪便的习惯是爱护肝脏的好方法。这时，只要稍稍留意一下尿液的颜色，大便的颜色、形状、分量，就可以窥视出身体的状态。很多人患了肝炎后，最初的表现就是尿色越来越黄，大便灰白，继而才出现巩膜、皮肤发黄等症状。所以，应经常注意观察尿液、大便的颜色，以便及时发现、预防和及早治疗疾病。

吃好早餐是关键

对于肝病患者来说，吃好早餐是一件非常重要的事情。有些人早晨起得早，早餐也吃得早，其实这样并不好。医学专家指出，人在睡眠时，绝大部分器官都得到了充分休息，而消化器官却仍在消化吸收晚餐存留在胃肠道中的食物，到早晨才渐渐进入休息状态。一旦早餐吃得太早，势必会干扰胃肠的休息，使消化系统长期处于疲劳应战的状态，扰乱肠胃的蠕动节奏，所以在早上7点左右吃早餐最合适，而且这时人的食欲最强。

好的早餐应该营养均衡，蛋白质、脂肪、糖类应该维持合理的比例，其中糖类是基础，这一点很多人都没有认识到。粮谷类食物是糖类的主要来源，所以谷物早餐是最适合现代家庭的理想营养早餐。相对于其他富含糖类的食物，谷物具有低脂肪、低胆固醇、能量持久释放等特点。

2.中午的注意事项

辛苦了一上午，到了中午时间，吃一顿营养丰富的午饭并好好利用午休时间对肝病患者来说是很重要的。

午餐要吃得健康丰富

午餐有意识地选择不同种类的食物，可以起到营养均衡的作用。主食一定不能缺少，尤其是下午要进行体力活动的人，最好多吃点米、面，其中的糖类释放能量缓慢，

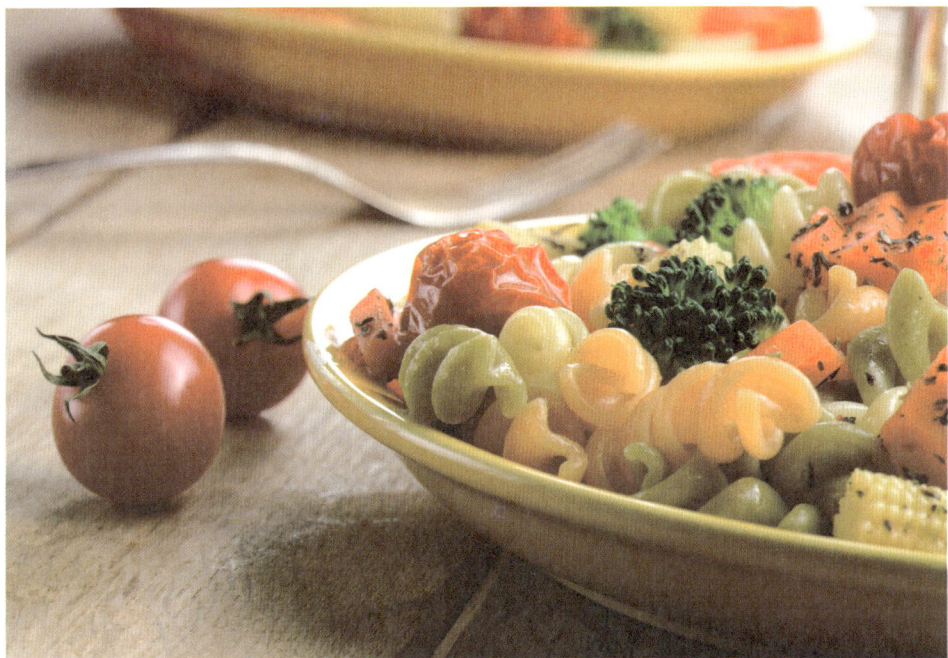

能够长时间地维持体力。坐在办公室里的人则应多吃粗粮，粗粮中的膳食纤维虽然不能被人体消化利用，但能通肠化气、清理废物，促使食物残渣尽早排出体外。至于蔬菜，有条件应尽量吃现炒的，或在快餐中选择生菜沙拉。蔬菜的种类以豆类和芽菜类为佳，因为这些蔬菜中营养物质含量高。如果只能吃盒饭，最好在饭后1小时左右吃些新鲜水果，以弥补维生素的不足。

午休很重要

很多人在午饭后会有一点困乏感，这种睡意的产生是人体正常生物节律的表现。对于肝病患者来说，适当午休能使身体各个系统都得到放松和休息。午休要适当睡觉，时间虽短，但它对健康所产生的效应却很大。

饭后的1～2小时是消化、吸收最活跃的时候，在这段时间，血液如能顺畅地流经肝脏，肝脏的负担就比较小。流进肝脏的血液，因体位而有颇大的差异，仰卧的时候最多。但饭后不能立即午睡，因为午饭后胃内充满尚未消化的食物，此时立即卧倒会使人产生饱胀感。正确的做法是吃过午饭后，先做些轻微的活动，如散步等，然后再午睡，这样有利于食物的消化吸收。

3.晚上的注意事项

人在进入睡眠后，同化作用以及体内疲劳产物（有害物质）的处理活动最旺盛，过度劳累和睡眠不足之所以会危害身体，便是这些作用无法充分发挥的缘故。对于肝病患者来说，一天的睡眠时间至少要有8～10小时，并且必须做到当日的疲劳当日消除。

晚餐要少吃

科学的晚餐有利于健康，所以要和重视吃早餐一样重视吃晚餐，并遵循"晚餐宜少不宜饱"的原则。肝病患者的晚餐应注意以下问题。

晚餐提供的热量占一日三餐总热量的比例以20%～25%为宜，再多则不妥。所以不论男女老少，晚餐应以清淡的素食为主。高蛋白、高脂肪的饮食让胃肠难以消化，睡觉后腹部也会不舒服。还应注意，晚餐不能过饱，如果晚餐摄入太多热量，会导致体内脂肪过剩，对肝病患者很不利。

晚餐与入睡时间最好间隔4小时，因为4小时后，吃到胃里的食物大都已被消化。如果晚饭后不足4小时就睡觉，人体新陈代谢开始变慢，血液循环和尿液的形成与排泄也趋于缓慢，尿液中的钙质与尿酸结合成为尿酸钙，与草酸结合为草酸钙，可沉积于输尿管和膀胱，天长日久，越积越多，便可形成尿路结石。而且晚餐后不久就睡，不但易导致肥胖，而且也为糖尿病、心血管病、肝病等疾病埋下隐患。所以，晚餐不可吃得太晚，晚上6点以后、7点以前吃最好。这样，在晚餐4小时后，即到晚上10点多或11点左右睡觉，不早不晚正好。

按时作息，不宜熬夜

肝炎患者的生活应顺应人体生物钟的节律，吃饭、睡眠、学习、休息、工作和活动都要有一定规律，养成习惯，以保证内脏器官有条不紊地工作，促进肝脏功能恢复正常。肝病患者要特别注意休息，因为肝脏具有贮藏血液和调节血量的作用，活动量越大，肝脏的血流量就越小，故到达肝脏的营养成分就越少，肝病治愈就越慢，所以休息对肝病患者非常重要。

少吃夜宵

越来越多的人有晚上吃夜宵的习惯，而夜宵大多是一些油腻、煎炸、烧烤类食物，肝病患者千万不能多吃这些高脂肪食物，否则会引起消化功能减弱，容易导致吸收不良性脂肪泻。此外，过剩的脂肪沉积于肝脏，会形成脂肪肝，可导致肝病迁延不愈。如长

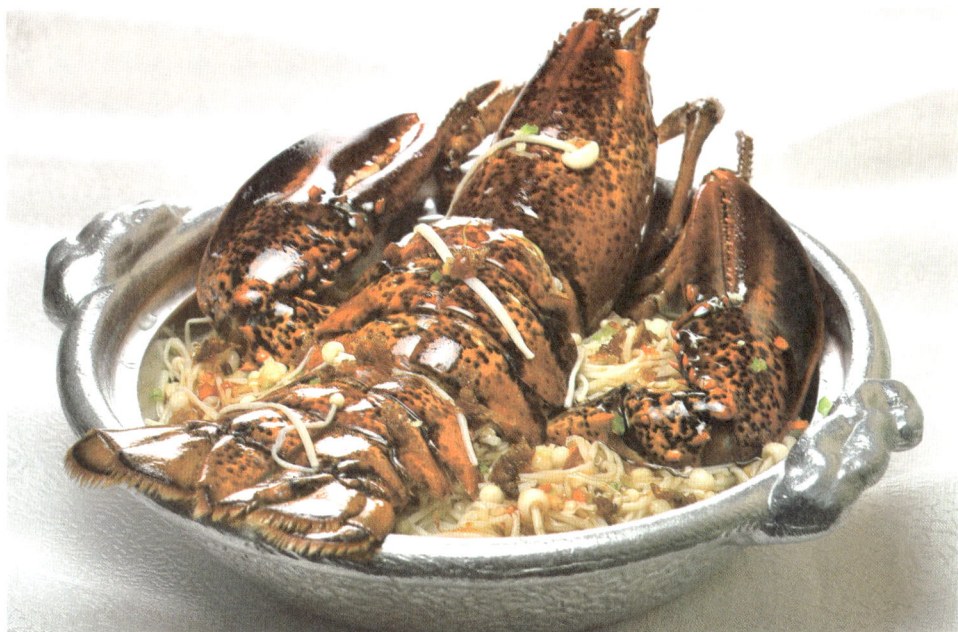

期吃油腻、煎炸食品，会使体重剧增，患上肥胖症，并多有气虚、血瘀症状。加上煎炸食物中断裂的脂肪链可产生致癌的化学物质，所以易导致肝硬化，甚至向癌症过渡。因此，肝病患者的膳食应以植物性食物或清淡饮食为主，动物性食物为辅，热量来源按中国人的饮食特点仍以粮食为主，吃夜宵时切忌多油、多肉，少吃花生米或高蛋白的火锅类食物。

4.工作时的注意事项

人一天有三分之一的时间在工作，那么工作的时候，肝病患者应怎样保肝、护肝呢？

上班方法的选择

在地窄人稠的地区，人们被迫在居住环境与便利性之间做抉择，所以很多上班族选择住在离上班地点很远的郊外。其实危害上班族健康的原因之一，就是上班的路上所花费的时间太多。如果每天上班要乘坐一个多小时的公交车，每天早上都在拥挤的公交车上消耗掉大半的体力，那工作时一定提不起劲来。假如出现肝脏功能不佳、容易疲劳、四肢无力等症状，就更不适合再挤公交车去上班了，还是尽可能想个不容易疲劳的上班方法吧。

如果工作单位不是很远，在步行不会使身体疲劳的情况下，可以选择步行上班。上下班是交通高峰时间，步行不但可免去挤公交车之苦，而且能够增强心肺功能。

工作忙时也要顾及病情

每个人都可能患病，但许多人由于工作忙碌，在饮食、日常保健和疾病治疗上产生了很多误区，以致延误治疗。生活中最常见的误区之一，就是有一些慢性肝病患者病情本来不是很严重，医生让患者按时服药、注意休息、戒烟禁酒，但过了一段时间再去化验，病情不但没有减轻，各项检查指标反而恶化了。经追问才知，病人只遵从了"按时服药"的嘱咐，由于工作忙、责任重，经常出差、应酬，酒照喝，烟照抽，其结果可想而知。因此，患者的康复不仅依赖于医术高超、责任心强的医生，同时也需要自己的积极配合。

工作时也要注意消除疲劳

劳累过度会消耗大量营养，使肝脏的能量供应大幅度减少，从而削弱肝脏的抗病能力。譬如乙肝患者，其体内的乙肝病毒就会迅速扩散，破坏肝脏功能直至发生不可逆转的病变。因此，肝病患者在工作中应注意自我调节，利用合理的方法消除疲劳。上班时，工作1～2个小时可以适当休息10～15分钟，站起来走一下；或者闭上眼睛，暂时不要想事情，用手轻轻按压一下太阳穴，揉一下眼睛；或者到窗边远眺，放松一直紧张的大脑；或者看几个小笑话，轻松一笑，调节一下紧张的工作心理。这些对恢复精力，以便更有效地工作有很大益处。

上班时，可以冲一杯绿茶，里面加点枸杞、菊花，这对保持活力非常有好处。因为枸杞具有明目功效，能温补肾阳，菊花也具有明目、安神的功效，绿茶则具有一定的抗氧化和防辐射功效，对电脑一族很有好处。

少加班，护健康

澳大利亚一项调查显示，如果长期加班，每天工作时间超过10小时，会严重损害肝脏健康。悉尼大学的科学家指出，人体肝脏的新陈代谢每天都有一定的规律，以配合身体每天不同时间的需要。如果经常熬夜、工作过劳、作息不定，就会使得肝脏新陈代谢紊乱，影响肝功能。有数据表明，估计亚洲有30%的人口患有脂肪肝，其患病的主要原因就是工作繁忙，缺乏运动，加上受到西式快餐的饮食文化影响，令脂肪过量储存在肝细胞内。

5.节假日的注意事项

对于繁忙劳碌的现代人来说，节假日就好像是漫漫长路上的一个小驿站，在这里大家可以放松心情，调理身体，缓解由于紧张工作带来的各种压力。可要是度假的方法不恰当，很可能会适得其反。

节假日要注意饮食

在节假日里，患有各种慢性病的中老年患者最容易出现问题。由于假日的生活规律或多或少偏离了日常状态，再加上患者的疏忽大意，往往会造成旧病复发或使正在治疗的疾病病情加重。有一些年老的肝硬化患者，本来在医生的治疗下，病情已经趋于稳定，一次假日聚会却给自己带来了不必要的麻烦。过春节的时候，如果暴饮暴食，忘记了肝病患者的饮食宜忌，一次小小的疏忽就能引起疾病的反弹。因为肝病患者的肝脏负担已经很重，如果在饮食上不注意，高脂肪的食物吃得过多，给肝脏带来更大的负担，就会加重肝病的病情。因此，肝病患者在节假日期间应注意饮食，多学习有关肝病患者饮食宜忌方面的知识。

记得按时服药

肝病患者在假日里千万不要改变原来的药物治疗计划。慢性病有一个坚持治疗的问题，这一点常常被很多人忽略。如很多的慢性肝病患者，在节假日就会不自觉地停药，他们认为一两天不吃药不会对病情有什么影响。如果在节假日饮食没有规律，过度疲劳，又停了药，往往会使病情恶化。

注意休息

随着社会经济的发展和生活水平的提高，人们的度假方式也日趋多样化，比如到外地旅游，泡酒吧，和朋友在一起聊天、喝茶、聚餐等。节假日大家通常将时间安排得很满，玩的时候又会很兴奋，所以本来可以用来好好休息的节假日，反而比平时上班更累。

肝病患者应注意休息，尤其是慢性肝病且症状比较重者，如肝硬化患者，更要注意休息，休息不好也是造成病情恶化的一个直接原因。适当、合理的休息是慢性肝炎患者养生的重要环节，这是对生活压力的合理释放，对身心健康的科学调整。总之，应该记住，休假是放松，而不是放任，更不是放纵。

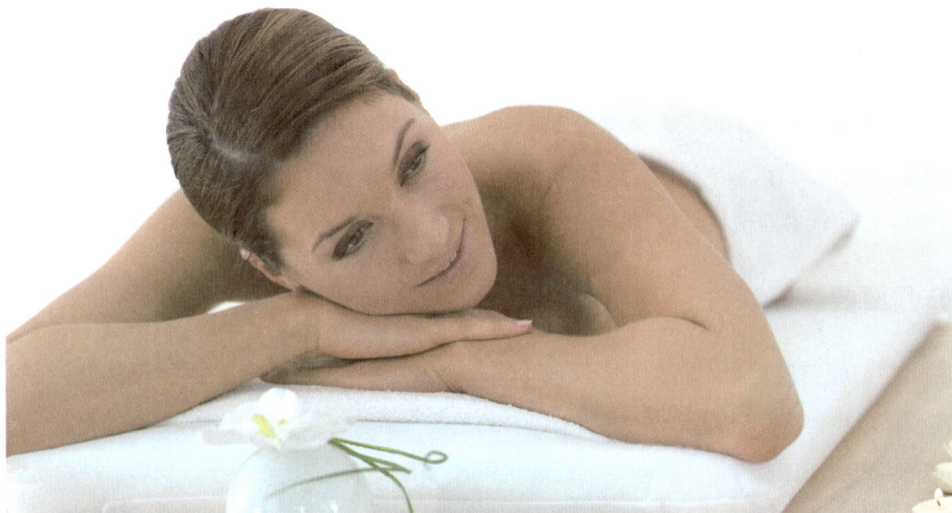

二、情志养肝方法

中医认为，五脏主情绪。心、肝、脾、肺、肾分别对应喜、怒、思、悲、恐五种情绪，所以情志对肝的影响很大。肝病患者在治疗期间会服用大量的药物，给身体和心理都带来了沉重的负担，这会对肝脏造成二次损害，导致病情恶化。肝病患者应保持平和、乐观、开朗的心态，当情绪不好时应当及时进行自我调节。在调整情绪及心态的过程中，不同性格的人会选择不同的方式，而不同的方法也会带来不同的效果。

1.怒伤肝，养肝别发怒

俗语有云："怒伤肝"。"盛怒""暴怒"会导致肝气亢奋，过度消耗肝血，使肝血不足，出现阳亢而阴不足的病理状态；"怒则气上"，气过升而不降，使气机升降失衡，也会影响到肝及其他脏器的功能。要养肝，首先就要调整情绪，寻找释放情绪的方法，如找一个知心的朋友倾诉心中的不快，切不可憋在心里，以免伤害肝脏。

如果你认为"怒伤肝，不发怒就可以"，那就错了。不发怒也不要压抑怒火，因为身体的调理功能掌控着身体的运行，如果你不帮助其排泄怒气，那么它会以自身的方式排泄怒气，身体就会生病。所以肝病患者要学会调控情绪，保持心情愉悦。

2.青色食物，养出绿色心情

根据中医五行理论，青色的食物可以通达肝气，起到很好的疏肝、解郁功效。此外，常食青色食物还可以帮助排肝毒，增强肝的生理功能，起到养肝护肝的作用。

中医认为，肝属木，而青色也属木，所以常食青色食物有益于肝气循环代谢。日常生活中，人们往往忙于工作，休息、睡眠时间不足，加上熬夜加班，心情自然容易郁闷，精神也难以集中。尤其是晚上，肝血充盈，肝的各项功能处在活跃的状态，肝脏的解毒功能也比较强劲，如果睡眠质量不好，则容易伤肝，加上心情抑郁，更是雪上加霜。而食用青色食物，能够起到消除疲劳、舒缓肝郁、提高免疫力、帮助肝脏排毒的作用，是保护肝脏的一种有效方法。常见的青色食物有西蓝花、毛豆、菠菜、竹笋、芹菜等。

根据中医理论，青色食物与红色食物搭配尤其有益，如将红枣、山楂、苹果、羊肉、牛肉、樱桃等搭配食用。青色食物通达肝气，红色食物益气养血，搭配食用，能够将身体中的气血补足。肝血的濡养功能体现于维持其他脏腑的活力，以及养肝、护肝，维持肝正常的各项生理功能。肝主目、主筋，肝血不足，就会导致视物不清、眩晕眼花、月经不调、闭经等病症。

荠菜是养肝的佳品，也是典型的青色食物。荠菜性凉，味甘、淡，归肝、胃经，具有养肝明目的功效。春天食用荠菜，可促进肝阳升发，还能预防阳气升发太过而伤肝。此外，荠菜还能强健脾胃之气。

3.睡眠好、心情棒、肝舒畅

人的一生大约有三分之一的时间是在睡眠中度过的。当人们处在睡眠状态中时，大脑和身体得到休息。其实，有不少人的肝病是"熬"出来的，很多人在熬夜后会双目赤红，这就是肝火上升的症状。所以中医有"子睡肝、午睡心"的说法，也就是说一天之中人的睡眠有两个时辰最重要，一是午时（上午11点到下午1点），一是子时（晚上11点到凌晨1点），这4个小时也是骨髓造血的时间，流经肝脏的血液最多，有利于肝功能修复。换言之，你要把握好午睡与夜间睡眠，尤其是夜间睡眠，最好晚10点前上床，保证11点左右睡熟，为肝功能的修复做好准备。

但是，很多人即使能够11点之前上床，也不一定能够进入到深度睡眠状态，睡不着、心里焦躁，睡眠质量肯定不佳，所以改善睡眠质量也非常重要。首先，睡前可用热水泡脚，有助于促进睡眠。其次，上床休息后不要说话，古语云"食不言、寝不语"是有道理的，有助于促进睡眠。上床后也不要胡思乱想，放松心情，在安静、静心的氛围下，自然就容易睡着了。

此外，还可以通过按摩穴位来促进睡眠，如按摩内关穴，可以缓解疲劳，减轻心悸、胸闷等症状，心中有无名烦闷的人，稍

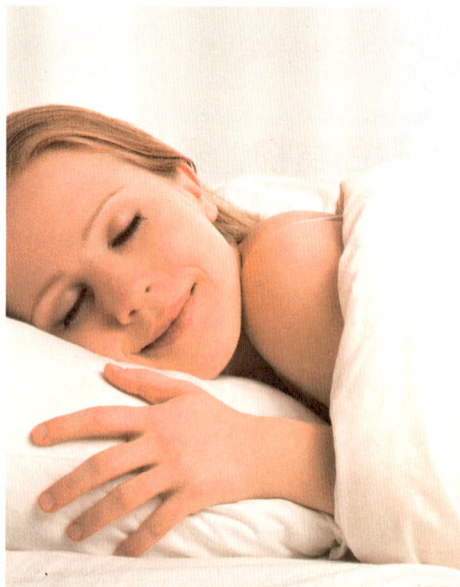

用力按会有酸痛感。

4.聆听音乐，调节情绪

古人云："是以闻其宫声，使人温良而宽大"。这就说明，音乐能够影响人的精神与行为。肝病患者在治疗期间，心情易烦躁、易怒、易生忧虑，而音乐变化多端的节奏，能够改善情绪。

欣赏音乐的最佳时间是晚上7～11点，这是一天中阴气最重的时候，此时听音乐，一来可以克制旺盛的肝气，以免过多的肝气演变成"火"，二来可以利用这时旺盛的阴气来滋养肝脏。

需要注意的是，不同情绪的患者应该选择不同的音乐对其进行精神、心理调节。如果患者易怒，则应选择曲调忧伤的抒情慢歌；患者忧虑过重，应该选择安神、轻柔、音律波动不大的歌曲；患者悲伤痛苦，则应选择节奏轻快欢乐的歌曲。此外，肝属木，养肝可以选择《春之声圆舞曲》《蓝色多瑙河》《江南丝竹乐》等角调式乐曲，这些乐曲构成了大地回春、万物萌生的旋律，曲调亲切爽朗，具有木的特性，是养肝的好曲子，可以放松心情，辅助治疗肝病。

5.书画艺术，修养身心

中国书画博大精深、历史久远，练习书画是一种修身养性的绝佳方法。书画作为中国的传统艺术经久不衰，因为书画不仅是一门艺术，也是一种养生方法，甚至可以说是一种在纸上进行的太极拳。研习书画有如练气功，能够颐养身心、陶冶性情，书画的作者必须专注用心、心情平和才能达到忘我的境界。

肝病患者面对疾病的压力，对外界的环境十分敏感，所以显得易怒、忧虑。而在写字作画的过程中，需要凝神静气、专心致志，这样就能减少肝病患者对外界的关注，同时缓解易怒的心情，使心肝处在平和的状态，从而达到养肝护肝的目的。千百年来，书画艺术家往往都健康长寿，足以证明书画艺术的养生效果。

欣赏名画，能修养身心、益寿延年，而且还可以预防和辅助治疗肝病，起到愉悦身心、延缓人体衰老的作用。

6.静心安神，养肝护肝

诸葛亮在《诫子书》中说"非淡泊无以明志，非宁静无以致远。"是说保持平和静谧的心态，不为杂念所左右，静思反省，才能树立（实现）远大的目标。这句话同样可以用到肝病患者的身上。医学上讲"大怒伤肝""肝火上升"，说的都是生气以及躁动的心态对肝脏有很大的损害。如果能够做到"宁静致远"，那么就能够很好地放松心情，积极地面对病魔。静，是指精神、情志保持淡泊宁静的状态，神气清静而无杂念，可达到真气内存、心神平静的目的。研究表明，人在入静后，大脑又恢复到儿童时代的脑电波状态，衰老暂时得到"逆转"。

静神养生的方法包括少私寡欲、调摄情志、顺应四时、常练静功等。不少古人正是因为善于静神养生，从而延年益寿的。肝病患者可通过"静坐"法养病健身，每天清晨起身静坐30分钟，临睡时也静坐30分钟，使心情获得平静，提高人体抵抗力，以达到养肝护肝的目的。

7.乐观开朗，笑对人生

赵朴初先生于92岁高龄时所作的《宽心谣》提到："早晚操劳勤锻炼，忙也乐观，闲也乐观；心宽体健养天年，不是神仙，胜似神仙。"现代社会的生活节奏越来越快，人们也越来越忙，物质生活越来越丰富，精神享受却越来越少。这种现状对肝病患者越来越不利。因为精神状态直接影响心情，而心情直接影响肝脏的健康。因此，我们需要用"乐"来养肝。何为"乐"养肝呢？其实，就是让肝病患者保有乐观积极的生活态度，具备自我调节情绪的能力，保持"乐"的表情、"乐"的心态，以此来减少肝脏的负担。

微笑是"乐"最好的表达方式，俗话说："笑一笑，十年少。"医学专家认为，笑的同时，大脑会处于空白状态，此时大脑会得到短暂的休息。笑，可以产生一系列的化学反应，使身体产生兴奋激素，从而刺激大脑。笑，不仅有利于肝脏功能的正常运转，同时也有利于呼吸系统和消化系统。如果肝病患者脸上经常保持灿烂的笑容，既能活动脸部肌肉，愉悦身心，也可以将快乐带给大家。平时可以多与朋友聚会、聊天、唱歌，营造欢乐的氛围。如果患者性格比较拘谨，那么可以每天对着镜子练习微笑，或是看一些喜剧片、相声小品等节目，来调整自己的情志，让自己保持愉快的心情。

三、小动作大道理，日常护肝五法

养肝护肝，除了饮食要有所注意外，生活中可结合一些方法来护肝，如梳头、叩齿、转眼睛、按摩耳朵、多伸展伸展肢体、提提肛，这些养肝小动作都是有大道理的。

1.头常梳——气血顺则百气通

保护肝脏，要常梳头。"肝"与"头"的关系主要体现在"气血"上，人体众阳经汇聚在头，头为气血运行最旺盛之处。而中医认为，"肝藏血""肝主疏泄"，所以我们才说，头部的气血运行与肝脏的生理功能能否正常有着非常密切的关系。

经常梳头能让气血通顺。每次梳头，梳齿都会在头皮上滑动一定距离，这样头皮下的气血运行速度就比平常快了许多，这就是我们中医里常说的"行气活血"。其原理和推拿、刮痧相近。当梳头达到行气活血的效果之后，肝脏也能更好地得到血液的濡养，气血运行更加通畅，气血散布也就相应增多，被濡养的部位也会更加健康。

中医认为，"发为血之余"，而"肝藏血"，头发的养分都来自于肝脏，所以勤梳头有助于通行血脉，不容易产生白发。再者，肝主疏泄，梳头的时候，有助于气机的调达、舒畅。因此，每日看似平常的梳头，对肝脏益处良多。

梳头的季节也有讲究，一年中以春季每天梳头的保健功效最佳，可以通达气血，宣发阳气，对于肝脏的保健非常关键。《养生论》就说："春三月，每朝梳头一二百下。"春天里，大自然中阳气升发，万物萌生，人体也顺应自然，体内的阳气向上向外升发，表现为代谢旺盛，生长迅速，毛孔舒展。

2.齿常叩——补肾精，养肝血

叩齿即上下牙齿相抵，这个过程反复进行，实际上也是在健齿和健骨。《杂病源流犀烛·口齿唇舌病源流》中记载："齿者，肾之标。"牙齿由肾中精气所充养，肾中精气充沛，则牙齿坚固而不易脱落；肾中精气不足，则牙齿易于松动，甚至损坏脱落。牙齿健康与否成为肾健康与否的标志之一。叩齿能健齿、充肾精，故可健肾。

当然，叩齿也能护肝养肝。中医认为，肝肾同源。在非健康状态下，肝血不足和肾精亏损多可相互影响，以致出现头昏目眩、耳聋耳鸣、腰膝酸软等肝肾精血两亏之证。因此，我们说常叩齿可以补肾精，亦可以间接养肝血。

古人认为："齿健则身健，身健则长寿"。唐代名医孙思邈主张"清晨叩齿三百下"；宋朝大诗人苏东坡也有叩齿健身的习惯，他曾说："一过半夜，披上上衣面朝东南，盘腿而坐，叩齿三十六下，当会神清气爽。"叩齿宜在早起后，心平气和，放松全身，闭目，口唇微闭，然后使上下牙齿有节奏地互相叩击，铿锵有声，次数不限。刚开始锻炼时，可轻叩20次左右，逐渐增加叩齿的次数和力度，一般以36次为佳，力度可根据牙齿的健康程度量力而行。

3.津常咽——生津液，养肝阴

津液泛指一切体液及其代谢产物。中医理论中的"津液"是人体正常水液的总称，是由饮食水谷精微所化生的、富于营养的液体物质。

津液的功能与肝阴有关：一是滋润濡养。肝脏"体阴而用阳"，"阴为主，阳为用"，故输送到肝脏来的津液对于肝之本非常重要。二是化生血液。津液是化生血液的基本成分之一，通过细小脉络渗入血脉之中，随即作为血液来到肝脏。肝为藏血之府，非柔润不和，必赖阴血之滋养，方能发挥其正常的生理作用。三是调节阴阳。津液作为热量的载体，在人体各处游走，并因外界温度的变化而出入人体。因此，作为阴液的一部分，津液对人体的阴阳平衡起着调节作用。脏腑之阴是否正常，与津液的盛衰是分不开的，肝阴尤为如此。实际上，唾液不仅对肝脏有益，中医学认为唾液能滋养五脏六腑，现代医学研究证明，唾液中有许多与生命活动有关的物质。

"津常咽"指的是经常吞咽唾液。唾液作为津液的一部分，濡养、滋润着食管和胃黏膜，其道理与饭前喝少量汤水相近，起到润滑保护作用。如此，脾胃作为"后天之本"，就能更好地消化和吸收水谷精微，其生成的津液被输送到全身各处。

从传统中医养生之道来看，"叩齿"和"吞津"可以一起进行，叩击后用舌在腔内贴着上下牙床、牙面搅动，用力要柔和自然，先上后下，先内后外，搅动36次，可按摩牙龈，改善局部血液循环，加速牙龈部的营养血供。当感觉有津液（唾液）时，不要咽下继续搅动，等唾液渐渐增多后，以舌抵上颌以聚集唾液，鼓腮用唾液含漱数次，最后分3次徐徐咽下。可在一天当中早、中、晚各叩齿10次，多做更佳。

4.耳常弹——护肝又治疗耳鸣

中医认为，耳与脏腑如肾、肝胆、脾胃，与经络、腺体都有着很密切的关联。人体任何部位发生病变都可通过经络反映到耳郭相应的部位上。从养生的角度来说，对耳朵进行按摩，是事半功倍的。经常对耳进行按摩、拉引刺激，可促进血液、淋巴循环和组织间液的代谢，调理人体各部位及脏腑功能，达到强身健体、延年益寿的目的。

运动耳朵有助打通全身经络。经常对耳郭、耳根进行拉、摩、敲、搓、捏活动，可以刺激耳郭的末梢神经及微血管，使局部循环加快，并有助于疏通全身经络，增强代谢功能，促进血液循环，对防治疾病、增强体质很有益处。下面介绍几种常用的按摩手法。

摩搓耳郭：两手五指并拢，手掌心分别横置于两耳郭上，均匀有力地顺向脑后推摩，再倒向面部拉摩。倒向面部拉摩时手掌心将耳郭压倒并拉摩耳郭背部。一前一后为1次，共9次，摩搓后以两耳郭有热感最好。

捏揉耳尖：用双手示指和拇指指腹捏、揉、抖耳尖半分钟，有镇静、止痛等功效。

捏弹耳垂：以双手示指、拇指指腹捏揉双耳垂，为使耳垂发红发热，先轻轻捏揉半分钟，然后将其揪住向下拉，再放手。此法可促进血液循环，延缓老年性耳聋，减轻耳鸣。

牵拉全耳：右手绕过头顶，以拇指、示指夹耳尖向上牵拉左耳36次，左手同理。这样能够提高免疫系统的功能，促进颌下腺、舌下腺的分泌，起到保护视力、减轻咽喉疼

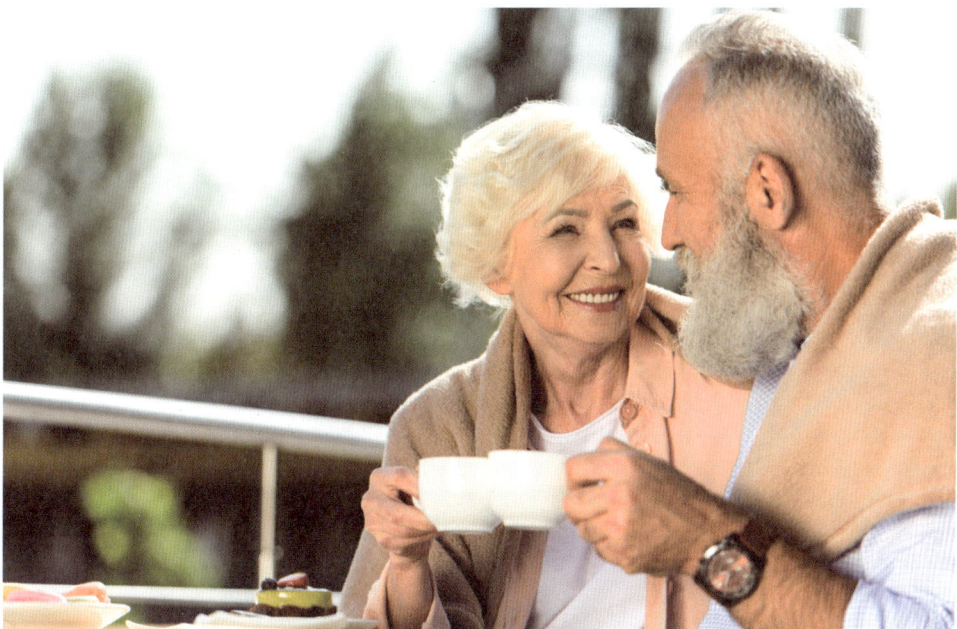

痛、防治慢性咽炎等作用。

双手扫耳：用双手手掌向前推扫耳郭，紧接着回来时向后推扫耳郭。此法可激活免疫系统功能，可醒脑、补肾、调和阴阳、增强抗病能力。

手摩耳轮：双手握成空拳，为使耳轮充血发热，以拇指、示指捏揉耳轮并沿耳轮上下来回摩擦数十次，此法有保肝、补肾等作用。

5.腹常运——气通则百通

中医认为，腹部属中下焦，内藏肝、脾、肾、胆、胃、大肠、小肠、膀胱、胞宫，亦为诸经循行之处。其中以气机运行最重要。而气为血之帅，气推动着血液运行。如果气机阻滞，会出现血瘀。若气机紊乱，或气逆于上而血随气逆，或气陷于下而血随气陷。而常运腹气可使气通，气通则百通，肝气条达。

经常运运腹气能使气通，气通则对肝脏有百利而无一害。"运腹气"是指日常饭后，大家都会习惯性用手按揉胃部以及脐周各处，以使腹气通畅，有助于消化。而此处我们讲的已不仅限于饭后，还包括日常其他时间段。需要补充的是，运腹气时宜逆时针方向，因为这与小肠、大肠的蠕动和推动糟粕方向一致，这样还有助于治疗便秘。人们在揉腹的过程中，会使聚集在体内的郁气得到有效疏解，因此在一定程度上可以起到疏肝理气的作用。

运腹气包括"按揉腹部"和"推腹部"两种。按揉腹部可以将手掌停在腹部某个位置，以顺时针或逆时针方向（最好是逆时针）对该位置加以轻揉按摩。推腹时则可用手掌掌根对腹部及周围进行由上而下的推送。一般于晚上睡前进行，早晨起床后也可再进行一次。

四、做做慢运动，护肝体康健

生命在于运动，运动对于维持健康的体魄，尤其是保持肝脏的良好状态，是非常重要的。肝病患者可选择一些"慢"运动，如散步、慢跑、打太极、练瑜伽等来进行锻炼。

1.有空多散步，护肝又长寿

散步能促进血液循环，使肌肉组织得到刺激。通过散步，可达到排毒解压、强健身体的目的。研究表明，每天散步半小时，对全身的血液、淋巴循环都非常有帮助，在排毒、助眠、增加活力等方面有很大裨益。

中老年人或肝病患者非常适合散步。值得注意的是，在散步前需要准备好合脚的软底运动鞋和不拘束的运动装。软底鞋可以缓解脚底压力，防止关节受损。还可以准备一壶白开水，可适当加些糖、盐。白开水是最好的止渴饮品，而糖和盐可以分别预防低血糖和防止流汗过多而引起的体内电解质平衡失调。选择适宜的天气、路线、时间，并在长走前做好必要的准备活动。例如，尽量避开潮湿、大风或其他极端恶劣的天气。路线宜选人少、通风、空气好的地方。

2.慢跑也能护肝

慢跑已成为治疗肥胖症、孤独症、忧郁症和虚弱症等众多疾病的重要治疗手段，这其中也包括治疗肝病。以慢跑的标准姿势跑步，可以活动全身，让锻炼的效果更显著。标准姿势为：两眼平视前方，肘关节前屈呈90°平行置于体侧，双手松握空拳；略抬头挺胸，上体略向前倾与地平面呈85°左右；双脚交替腾空、蹬地，脚掌离地约10厘米。全身肌肉放松，用轻而略带弹跳的步伐前进，上肢屈肘保持60°～90°，在身体左右侧平行地自然摆动。呼吸自然，鼻吸鼻呼或鼻吸口呼，必要时口鼻可同时呼吸。慢跑时还需注意，躯体要保持正直，除微前倾外切勿后仰或左右摆动；肌肉及关节要放松；上肢要前后摆动，以保持前进时的动作及惯性；尽量用鼻呼吸，这样可有效预防咽炎、气管炎。慢跑也需量力而行，跑步过程中如遇头晕、胸部有紧束感、心悸气促及肝区胀痛不适等情况，切勿突然停跑，而要改跑为走，慢慢停止。若这种情况反复出现，要果断地改慢跑为走步锻炼，同样可达到康复运动效果。慢跑后体热汗出，此时切忌贪凉，如饮用冷饮、冲冷水澡、吹冷风等，均会对身体造成损害。

3.闲时打太极，抗击肝病又护肝

太极拳把我国传统的拳术、导引术和吐纳术三者结合起来，成为治病强身、增强体质、延年益寿的体育和武术运动，具有医疗保健的功效。如今太极拳被广为推荐，是非常适合中老年人养生的健体运动。它既不受时间的约束，也不需要什么健身器材，且动作柔和，有强身健体的效果，对于慢性病的恢复也有很好的辅助作用。

太极拳讲求意境，舒体静心，摒除杂念，注意力集中，用意不用力，这些都是对大脑活动的良好训练。练拳的人常有这种感觉，即练时周身舒适，练后精神焕发、心情愉悦，打太极拳时会牵动各组肌肉、关节，其有节律地均匀呼吸运动，特别是膈的运动，能加强肝脏的血液及淋巴循环，减少肝内瘀血，是一种消除肝毒的良好方法。打太极拳时要求深长均匀的自然呼吸，气沉丹田，为肝细胞输送更多的营养，改善肝脏的代谢功能，为肝脏受损组织修复和肝脏疾病的康复建立了良好条件。很多老年疾病与新陈代谢的降低是分不开的，坚持打太极拳，对降低血液胆固醇含量，预防和治疗脂肪肝有良好作用。

4.练练瑜伽，慢生活养肝

瑜伽是动静结合、节能的有氧运动，可优化人的内环境，以适应生存的外环境，适合各种年龄段的人练习。瑜伽可以调理全身，提高人体的自愈能力，使身体各部分得到改善，对肝病、高血压、心脏病、肥胖症、神经症、失眠、便秘、肩周炎、头痛、坐骨神经痛、神经衰弱、痛经等都有很好的疗效。

肝病患者可先练简单的瑜伽姿势。有氧运动可使自身免疫力得到提高，关键是要循序渐进地进入这种状态，切不可使自己超出轻松舒适的范围。时间要求是一天中饱食后的1~2小时外的任何时段。可以多练习下面这3组动作。

（1）用膝盖触头。平躺于垫子上，抬起一条腿，弯曲膝盖并把手放在小腿上，柔和地拉向身体，用头触碰膝盖。另一条腿交替重复这个动作，要非常柔和。这个动作可以增强腹肌，加强脊柱部位的颈、腰和骶部的肌肉。

（2）**蛙式**。坐在垫子上，两只脚掌并拢，双膝舒适地分开，抓住脚掌并轻柔地用头去碰脚。这样能增强骨盆部位的柔韧性，并抻拉大腿内部。这个动作可用于运动后的平静调整。

（3）**眼镜蛇式**。在垫子上俯卧，两腿并拢，双掌紧按于两肩旁，用背肌而不是手臂使力，使背拱曲，眼睛能平视天花板，使肚脐压向垫子。以这个姿势处于放松状态持续10~20秒，即可感受到背部的疼痛消失。最后非常缓慢地卧到垫子上，脸转向一侧，手掌向上，放松20秒以后再重复全套动作。

5.走路疗肝有妙招

走路人人都会，非常简单，但是走路也是很有讲究的，只要掌握好走路的技巧，就能达到护肝、疗肝的效果。肝病患者可选择"趾抓地走法"和"脚跟行走法"来交替锻炼。

（1）**趾抓地走法**。肝病患者双脚自然站立，与肩同宽，双臂向前上举，与肩同高即可。脚跟慢慢抬起，直至身体重心全部集中在脚趾上，用脚趾使劲做抓地动作，身体逐渐平衡后，脚跟再慢慢放下。如此重复10~20次为宜。

（2）**脚跟行走法**。肝病患者双脚自然站立，与肩同宽，双臂微微抬起放于身体两侧，保持身体平衡。脚尖慢慢抬起，将身体重心完全集中在脚跟上，待身体平稳后，开始行走，走路过程中脚尖不能着地，要完全用脚跟走路。刚开始练习时坚持3~5分钟即可，日后可逐渐增加到10~20分钟。

6.起床前做做"护肝功"

肝病患者睡醒后不要急着穿衣起床，可以做做"护肝功"。

第一节：放松身体，平躺在床上，双腿伸直、自然打开，双手微开放于身体两侧，让自己保持均匀的呼吸，然后双膝尽量弯曲，双脚向上抬起，双手缓缓抱膝于胸前，双腿、双手同时施力，将身体尽量蜷成一团。接着俯趴在床上，双脚自然伸直，双手上举使身体摆成"一"字形。吸气的同时双腿保持伸直状态向上抬起，双手及头也向上用力抬起。呼气时慢慢还原。

第二节：身体自然放松，平躺在床上，双脚伸直，双手微开放于身体两侧。准备工作做好后，先屈左膝，将左小腿压于左大腿下方，脚背伸直，压在臀部下方。接着屈右膝，将右小腿压于右大腿下方，脚背伸直，也压在臀部下方。然后双臂向上向前用力伸拉，上半身随着手臂的动作用力向上抬起，压迫小腿及脚部。结束时慢慢还原为一开始的自然放松状态即可。

7.扭腰抡臂，做做健肝操

第一节：肝病患者双脚自然站立，双脚距离与肩同宽，膝盖微微弯曲，身体缓缓做下蹲动作。在下蹲的同时，上半身各处关节应保持放松状态，待患者感觉无法继续下蹲时，缓缓扭动腰部。在扭腰时，肩部配合扭腰的动作也缓缓晃动，并保持上半身各处关节依旧处于放松状态。上半身放松的同时，下半身应承受身体的全部重量，重心下移，呼吸均匀且缓慢，不宜忽快忽慢。将精神全部集中在腹部，患者在练习5～10分钟的扭腰运动后，稍微休息片刻后，双脚自然站立，距离略比肩宽，再缓缓做下蹲动作。无法再下蹲时，将全身各处关节放松，两臂伸展于身体两侧，先同时由前向后抡臂10次，再同时由后向前抡臂10次，感觉上半身的肌肉在双臂的带动下全部运动过即可。

第二节：肝病患者双脚自然站立，双脚距离与肩同宽。让上半身处于完全放松状态，用力扭动腰部。在扭腰的同时，应让双臂随着扭腰的动作前后左右抡摆，以击到身体不疼为宜。这样做可以起到甩臂放松的目的，还能在甩臂的同时对上半身进行轻微击打，有按摩的作用。坚持3～5分钟即可。需要注意的是，在扭腰抡臂的时候，应避免头部随着身体大幅度晃动，否则会有头晕感，时间过长会使患者站立不稳，导致意外发生。

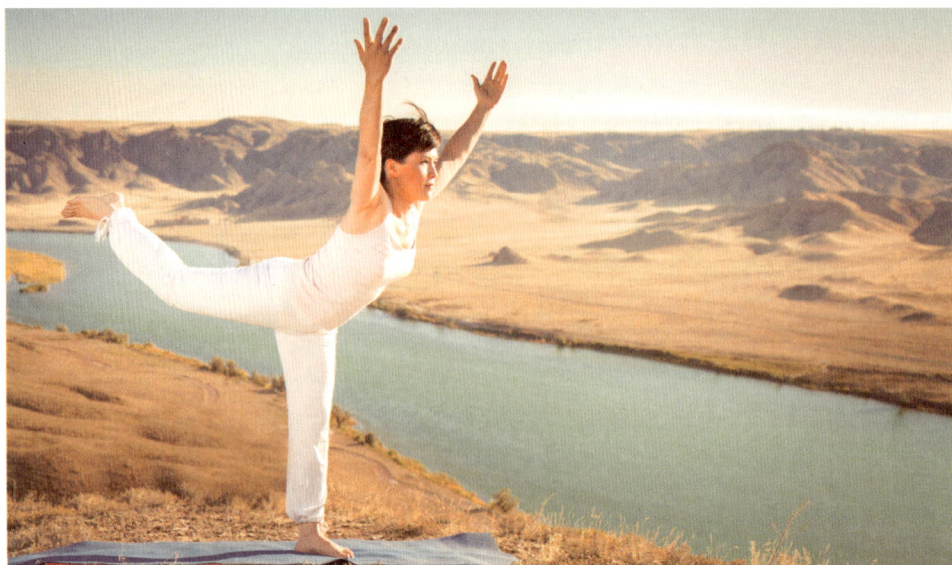

五、中医护肝妙招

　　我国传统中医理疗对肝病的保健和治疗有着丰富的实践经验，已经形成了一套完整有效的治疗方法。特别是对脂肪肝、慢性肝炎及肝病初期患者，进行按摩、艾灸、足浴等理疗，可以取得较明显的辅助疗效，并且这些方法对健康人群的护肝养肝也十分有益。

1.穴位养肝法

　　中国文化与中医学中有一个特有的名词——穴位。它指人体经络线上特殊的点区部位，中医可以通过针灸或者按摩、点按、艾灸、拔罐刺激相应的穴位来治疗疾病。肝有问题就可以通过身体上的这些特殊穴位来辅助治疗，如阳陵泉穴、太冲穴、肝俞穴、神阙穴、脾俞穴等。

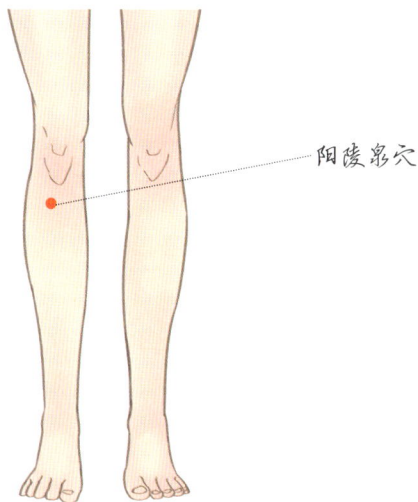

阳陵泉穴

阳陵泉穴按摩法

【穴位】阳陵泉穴。

【按摩方法】拇指放在阳陵泉穴上，其余四指并拢托住腿肚，用力按揉，每次3分钟，每日1次。

【功效】根据中医理论，肝胆互为表里，两者在功能上可相互促进，对在胆经上的阳陵泉穴进行刺激，有清肝泻火、疏肝利胆的作用，也有养肝的功效。

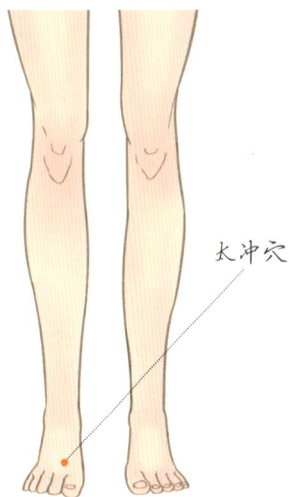

太冲穴按摩法

【穴位】太冲穴。

【按摩方法】拇指放在太冲穴上，对其进行按揉，每次3~5分钟。

【功效】经常按摩太冲穴可起到清热泻肝火的作用。在按揉的过程中，如果穴位处痛感比较明显，说明肝火较旺，要将肝火泻出去，就要每天坚持按揉太冲穴。

太冲穴

期门穴按摩法

【穴位】期门穴。

【按摩方法】双手拇指置于左右期门穴，持续点压3分钟。

【功效】期门穴具有提高肝功能的作用，并且其清热解毒功能也十分强大，是养肝护肝的主要穴位之一。常按摩期门穴，对呕吐、呃逆、吞酸、腹胀、饥不欲食、胸中热等肝病症状有一定的疗效。

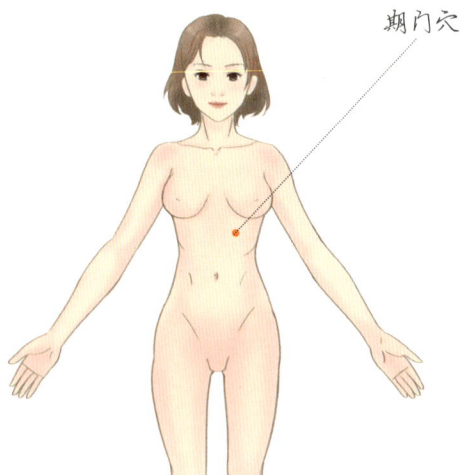

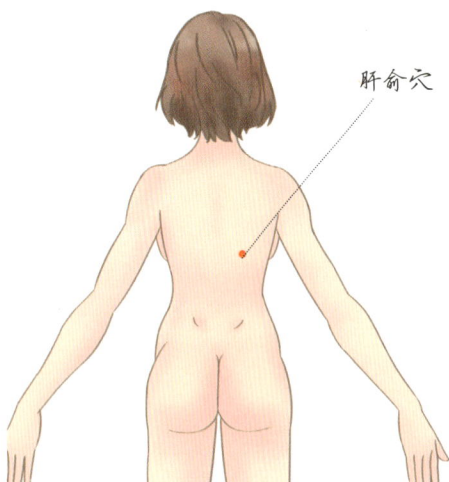

期门穴

肝俞穴按摩法

肝俞穴

【穴位】肝俞穴。

【按摩方法】双手拇指按揉左右两侧肝俞穴3分钟。

【功效】肝俞穴位于人体背部肝区，是养肝护肝最有效的穴位。经常按揉肝俞穴能够增强肝脏功能，具有清热凉血、疏肝理气、养血明目的功效。

行间穴按摩法

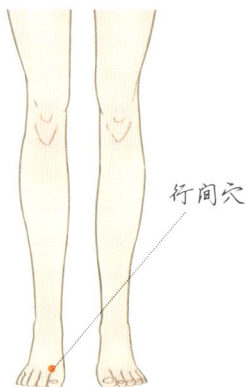

【穴位】行间穴。

【按摩方法】此穴位可采用掐按法，也可用牙签对其进行刺激。每次掐按3分钟即可，双脚同时进行。

【功效】对行间穴进行按摩能起到很好的养肝明目的作用。长期坚持按摩此穴位，还可以起到降肝火的作用。

行间穴

合谷穴按摩法

【穴位】合谷穴。

【按摩方法】用右手握住左手，将右手拇指放在左合谷穴上，做一紧一松的按压，每次持续2分钟，再换另一侧操作。

【功效】中医认为，肝火旺盛，人的心情就会差，出现易怒、失眠等症状，刺激合谷穴可以起到宁神静心的作用。

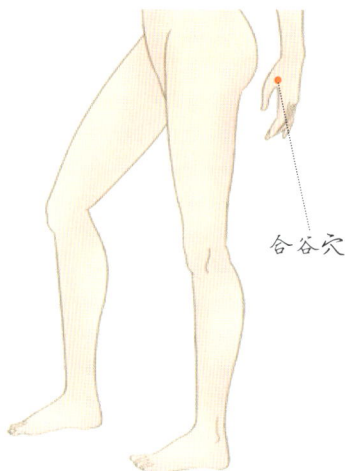

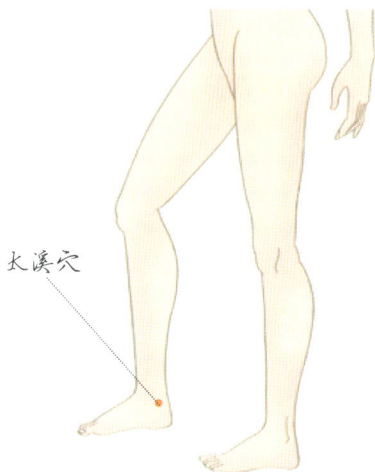

合谷穴

太溪穴按摩法

【穴位】太溪穴。

【按摩方法】拇指对准太溪穴进行按压，以人体能承受的最大力度为佳，每次2分钟，以穴位处有酸胀麻的感觉为佳。

【功效】太溪穴为肾经上的穴位，按摩太溪穴能够滋肾阴、补肾气。肝肾同源，所以按摩太溪穴同样可以达到养肝的目的。

太溪穴

涌泉穴按摩法

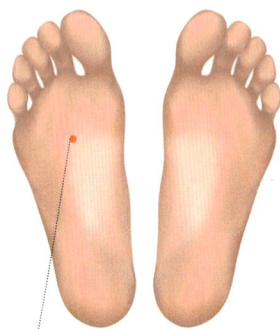

【穴位】涌泉穴。

【按摩方法】睡前温水泡脚后，把双手搓热，手心对准涌泉穴进行搓按，以患者能承受的最大力度为宜，每次搓20次。

【功效】涌泉穴是肾经的首穴，可发挥肾水对肝木的涵养功效，经常按摩涌泉穴对因肝肾不足引起的黄疸、水肿、眩晕等症有一定的疗效。

涌泉穴

中脘穴按摩法

【穴位】中脘穴。

【按摩方法】用手掌按压在中脘穴上，手指按压在建里与下脘穴上，吸气时从右往上向左揉按，呼气时反向揉按，约做50次。

【功效】中脘穴是治疗消化系统疾病的常用穴位，经常按摩能健脾益气、消食和胃，对于脂肪肝治疗效果显著。

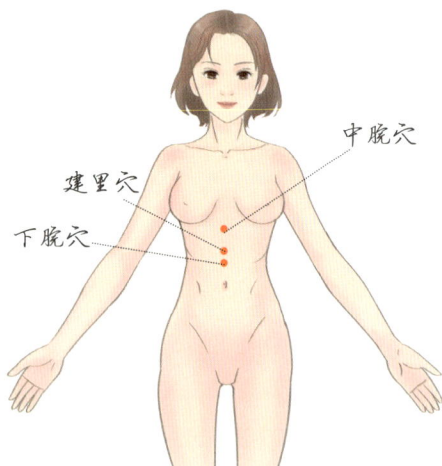

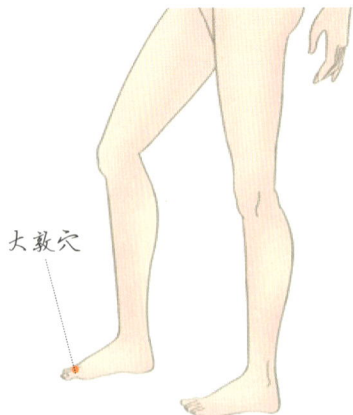

中脘穴

建里穴

下脘穴

大敦穴按摩法

【穴位】大敦穴。

【按摩方法】睡前温水泡脚后，把双手搓热，手指对准大敦穴，以能承受的最大力度为宜，每次按摩2分钟，至穴位有酸麻胀感为佳。

【功效】大敦穴是缓解焦躁情绪的常用穴位，可以按摩，也可以艾灸，能产生清肝明目之功效。

大敦穴

艾灸神阙穴养肝法

【**穴位**】神阙穴。

【**艾灸方法**】点燃艾条一端，对准神阙穴，置于穴位2~3厘米处，以局部有温热感而不灼痛为宜。每次灸15~20分钟，每周灸1~2次。

【**功效**】肝主筋，筋需要气血滋养，一旦肝中气血亏虚，就会使筋的供氧下降，导致浑身酸软、无力、疲劳。对神阙穴进行艾灸，能舒畅周身气血，使血气平衡，缓解因气血不足所致的酸软无力、视力模糊等症。

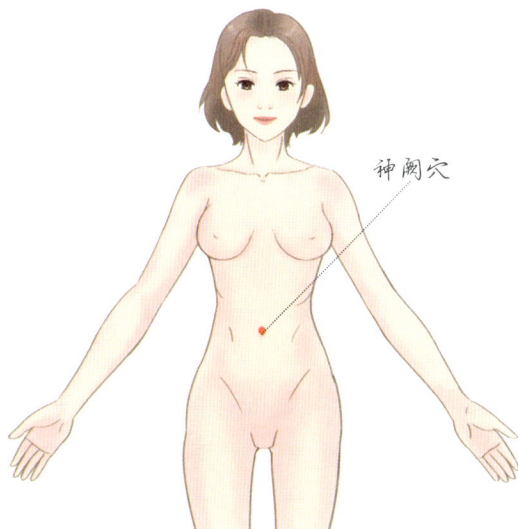

神阙穴

艾灸脾俞穴养肝法

【**穴位**】脾俞穴。

【**艾灸方法**】点燃艾条一端，对准脾俞穴，置于穴位2~3厘米处，以局部有温热感而不灼痛为宜。每次可艾灸3~5条，艾灸时若出现刺痛感，可拍打穴位周围，缓解疼痛。

【**功效**】怒伤肝，在日常生活中，易怒或心情郁闷，会造成肝气郁结。肝气侵犯脾胃，人就会没有食欲。坚持艾灸脾俞穴有利于改善脾胃功能，使心情愉悦，以达到养肝护肝的目的。

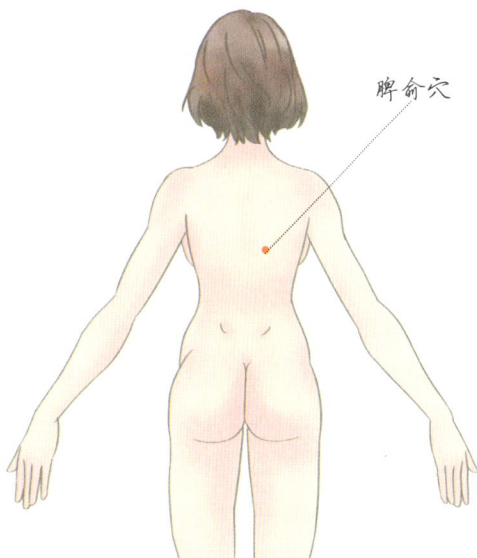

脾俞穴

2.足浴养肝法

利用中药进行足浴，是中国自古传承下来的治病方法之一。根据药材的不同特性，将其煎水、泡脚，促进血液循环，以达到养肝的目的。

足浴养肝法一

处方： 桂枝、当归、红花、党参、杜仲、益母草、熟附子、丹皮各30克。

煎煮法： 以上药材煎水，取500毫升煎液，加适量清水泡脚。足浴后，双手抱住腿按摩脚掌，每次20分钟，脚部要有灼热感。建议隔天或每天泡1次，1个月为一个疗程。

功效： 桂枝有发汗解肌、温经通脉、助阳化气、散寒止痛、疏解肝郁的功效。诸药合用，能够起到疏肝解郁、养肝明目的作用。

足浴养肝法二

处方： 柴胡6克、黄芩6克、法半夏6克、党参6克、炙甘草6克、茯苓30克、煅龙骨30克、煅牡蛎30克、珍珠母30克、桂枝6克、郁金6克、远志6克、香附6克、生地6克、制首乌6克。

煎煮法： 以上药材加水中火熬40分钟，药汁分成两份，早晚兑入温水泡脚，每次20分钟，水应淹过脚面。孕妇忌用。

功效： 龙骨、牡蛎有收纳心神的作用；桂枝能通阳化气、疏解肝郁；茯苓能安定中焦。诸药合用，可调理气火交郁、肝胆失调，起到疏肝安神、治失眠的作用。

足浴养肝法三

处方： 白藓皮15克、白蒺藜15克、山楂16克、当归16克。

煎煮法： 锅内加入四种药材后加适量清水，煎煮半小时，去渣，再加入2000毫升的热水，放温，温度以人体能够适应为宜，每次泡脚40分钟，10天为一个疗程。

功效： 白蒺藜有平肝解郁、活血祛风、明目、止痒的功效。搭配山楂、当归使用，有养血养肝、疏通经络的作用。